Es sind die natürlichen Kräfte in uns,
die unsere Krankheiten heilen.

Hippokrates

Krebs wird heilbar

Die neuen Immuntherapien

Mechthild Kässer

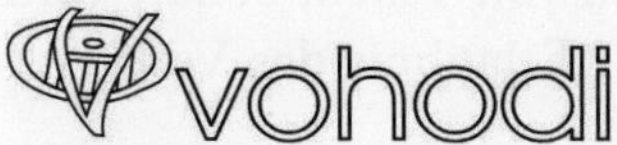

ISBN 978-3-938721-17-9
Mechthild Kässer
Krebs wird heilbar
Die neuen Immuntherapien
2. aktualisierte Auflage

Diekholzen

Inhaltsverzeichnis

1 Einleitung 3

2 Körperabwehr und Krebs 9

3 Ausflug in die Welt der Zellen 15

4 Immunsystem 33
- 4.1 Das angeborene Immunsystem 34
- 4.2 Das erworbene Immunsystem 39
- 4.3 B-Lymphozyten 42
- 4.4 T-Lymphozyten 48
- 4.5 Grenzen des Immunsystems bei Krebs 62

5 Immuntherapien 67
- 5.1 Immunstrategien gegen Krebs 70
- 5.2 Die adoptive T-Zell-Therapie 72

6 Gentechnisch veränderte T-Zellen 77
- 6.1 Zusätzliche T-Zell-Rezeptoren 78
- 6.2 Die Suche nach Angriffspunkten 81
- 6.3 CAR-T-Zell-Rezeptoren 85
- 6.4 Weiterentwicklung der CAR-T-Zell-Technik . . . 96
- 6.5 Ausblick 103
- 6.6 Probleme der personalisierten Medizin 108

7 Antikörper als Checkpoint-Inhibitoren 111
- 7.1 Wie kommt man zu Antikörpern? 117

7.2 Kontrollpunkthemmer als Medikament 125
7.3 Analysen werden wichtig 130

8 Antikörper greifen Krebszellen direkt an 133
8.1 Bispezifische Antikörper 136
8.2 Nanobodies 141

9 Impfung gegen Krebs 143
9.1 Impfung mit Krebs-Antigenen 144
9.2 Impfung mit dendritischen Zellen 148
9.3 Impfung mit Boten-RNA 155
9.4 Impfung mit Krebs-zerstörenden Viren 158
9.5 Impfung mit ZIK-Zellen 170

10 Schlussbetrachtung 175

Glossar 179

Literaturverzeichnis 189

Abbildungsverzeichnis 198

Vorwort

Zeit meines Lebens verbreitet die Diagnose Krebs Angst und Schrecken.

Als Kind erfuhr ich, dass bei einem kleinen Jungen aus meiner Nachbarschaft, nur ein Jahr jünger als ich, ein Hirntumor festgestellt worden war. Die Nachricht schlug ein wie eine Bombe, alle Eltern der Umgebung waren erschüttert und voll Mitgefühl. Nach der Operation tauchte der Junge wieder auf, mit linksseitigen Lähmungen an Arm und Bein. Natürlich war er so nicht mehr ein gleichwertiger Spielkamerad, er litt sehr darunter. Auch kam der Tumor zurück. Der Junge starb noch im Grundschulalter.

Eine meiner Tanten sollte wegen Krebs operiert werden. Gleich zu Beginn der Operation gaben die Ärzte auf: alles voller Metastasen. Sie lebte nur noch ein paar Monate und hätte doch so gern noch ihren ersten Enkel in die Arme geschlossen. Er wurde kurz nach ihrem Tod geboren.

Auch für eine Nachbarin – eine Frau in den Vierzigern – kam jede Hilfe zu spät. Sie hatte einen galoppierenden Krebs, so hieß es damals. Es blieben ihr nur noch wenige Wochen zu leben. Sie starb voll Sorge um ihre noch nicht flügge Tochter.

Die Liste der Beispiele aus meinem Verwandten- und Bekanntenkreis ließe sich bis heute fortsetzen. Die Überlebenszeit nach dem Erkennen der meist schon fortgeschrittenen Krankheit ist zwar länger geworden, aber noch immer kommt die Diagnose Krebs häufig einem Todesurteil gleich.

Auch wenn eine „Heilung“ möglich ist, bleiben fast immer starke Beeinträchtigungen.

Bei einem Mann, den ich gut kenne, wurde Prostatakrebs diagnostiziert. In den Knochen und Lymphknoten waren noch keine Tochtergeschwülste vorhanden, drohten aber zu entstehen. Die einzige Möglichkeit, das Leben zu erhalten, war eine Entfernung des Organs. Zeugungs- und Erektionsfähigkeit gingen dadurch verloren und es begann ein ständiger Kampf um Kontinenz.

Erst in den letzten Jahren hört man auch von Fällen einer wirklichen Krebsheilung. „Wie ich meinen Krebs besiegte“ oder andere groß aufgemachte Schlagzeilen über sensationelle Heilerfolge erregen Aufsehen.

Was hat sich geändert? Wer nachforscht, findet Berichte über aufgegebene Patienten mit Krebs im Endstadium, die auf keine der herkömmlichen Therapien mehr ansprachen. Dann aber wurden sie dank revolutionärer neuer Methoden geheilt und sind nun schon jahrelang beschwerdefrei. Einige Entdecker solcher Verfahren wurden 2018 mit dem Nobelpreis ausgezeichnet.

Wurde Krebs bis vor kurzem hauptsächlich mit chirurgischen Methoden, hochenergetischer Strahlung und Chemotherapie behandelt, so gibt es seit einigen Jahren neue Ansätze, die das Ziel verfolgen, den Körper selbst in die Lage zu versetzen, den Krebs zu heilen. Das bedeutet, das körpereigene Immunsystem so zu beeinflussen, dass es die Krankheit besiegen kann.

Noch steht den beeindruckenden Erfolgen dieser Therapien in Einzelfällen völliges Versagen bei anderen Menschen gegenüber. Doch die Entwicklung schreitet mit Riesenschritten voran. Es zeichnet sich ab, dass in naher Zukunft die Zahl der Menschen, die an Krebs sterben oder durch die Behandlung bleibenden Schaden erleiden, zurückgehen wird.

Mit diesen neuen Verfahren, den Immuntherapien, befasst sich das vorliegende Buch.

1 Einleitung

Nach den Statistiken der Internationalen Agentur für Krebsforschung[1] in Lyon steigt die Zahl der Krebskranken ständig. In den über 185 betrachteten Ländern werden jährlich rund 18 Millionen Menschen mit der Diagnose Krebs konfrontiert, etwa 10 Millionen Menschen sterben an der Krankheit.

Die meisten Menschen fürchten sich nicht vor dem Tod, sondern vor einem qualvollen Sterben. Viele wünschen sich daher, im Kreise der Familie friedlich einzuschlafen, andere würden am liebsten durch einen plötzlichen schnellen Tod mitten aus dem Leben gerissen werden. Niemand aber wünscht sich, an Krebs zu sterben. Denn das bedeutet meist längeres Dahinsiechen und Schmerzen, die im Endstadium auch unter stärksten Schmerzmitteln durchbrechen können.

Traditionelle Therapien gegen Krebs

Je früher ein Krebs erkannt wird, umso größer sind die Chancen, ihn zu besiegen. Von den jährlich rund 500 Tausend Neuerkrankungen in Deutschland ließen sich durch Prävention 40 % verhindern, berichtete der Präsident der Deutschen Krebshilfe, Fritz Pleitgen 2019.[2]

Ein wichtiger Teil der modernen Medizin sind daher die vielen Möglichkeiten der Krebsvorsorge und der Früherkennung. Bei der Diagnose Krebs sind dann die am häufigsten eingesetzten Heilmethoden eine operative Entfernung des entarteten Gewebes und seine Abtötung durch Bestrahlung oder Chemotherapie. Häufig versucht man auch, durch eine Kombination dieser Verfahren einen Heilerfolg zu erzielen.

Da sich Krebs durch anormal schnelles Wachstum auszeichnet, verabreicht man bei der Chemotherapie Medikamente, welche die Zellteilung blockieren, und verordnet Bestrahlungen, die vor allem sich schnell vermehrende Zellen schädigen. Der Tumor wird stark getroffen und schwindet merklich.

Nur: Jeder Mensch hat auch gesunde Zellen, die sich häufig teilen. Sie befinden sich hauptsächlich in den Haarwurzeln und im Darm und werden ebenfalls massiv beeinträchtigt. Haarausfall, Übelkeit und Verdauungsprobleme sind die gefürchteten Begleiterscheinungen.

Ein Problem der Chemotherapie ist, dass die Geschwülste unempfindlich gegen die Behandlung werden können. Nachdem sie erst das Wachstum einstellen und oft auch kleiner werden, sodass man die Hoffnung hat, dass sie ganz verschwinden, fangen sie nach Monaten oder Jahren wieder an zu wachsen.

Die technische Entwicklung hat auch die klassischen Formen der Krebsbehandlung vorangebracht. Sie werden ständig schonender, treffsicherer und effektiver.

- Zum Beispiel können Krebszellen heute bei einer Operation durch eine Schnellfärbung optisch hervorgehoben werden. Der Chirurg kann so genau erkennen, wo er schneiden muss, um den Krebs vollständig zu entfernen. Weitere Verbesserungen sind durch ein neues Verfahren mit Laserlicht zu erwarten.[3]

- Bei der Strahlenbehandlung lassen sich die zerstörerischen Strahlen stärker bündeln und genauer ausschließlich auf das entartete Gewebe richten, sodass das Krebsgewebe sicher abgetötet und das gesunde Gewebe in seiner Umgebung weniger belastet wird.

- Auch setzt man heute neben Gamma-, Röntgen- und Elektronenstrahlen Strahlen von Neutronen, Protonen und schweren Ionen[†] ein, die auch tiefer liegende Körperteile erreichen.

- Sogar mit Ultraschall ist es möglich, Krebs zu zerstören. Eine Weiterentwicklung, der hochintensive fokussierte Ultraschall (HIFU), erhitzt das Gewebe auf über 80° und „verkocht" zielgenau die anvisierten Zellen. Er wird zur Behandlung von Prostatakrebs im Frühstadium und von Leberkrebs angeboten und bei schwer zugänglichen Krebsarten wie Bauchspeicheldrüsen- und Weichteilkarzinomen getestet.

- Wurde früher die Einstrahlrichtung aufgrund von Röntgenbildern und klinischer Erfahrung festgelegt, so liefert heute die Computertomographie ein dreidimensionales Modell des Bestrahlungsgebiets als Grundlage für die umfangreiche Therapieplanung. Einen Entwicklungsschritt weiter gehen neueste Geräte, in denen die Bestrahlungseinheit über Bilder eines eingebundenen Kernspintomographen in Echtzeit gesteuert werden kann (MR-geführte Radiotherapie). So lassen sich selbst Tumore, die durch Atmungs- oder Darmtätigkeit nicht in Ruhe sind, in Echtzeit dynamisch bestrahlen und angrenzendes gesundes Gewebe schonen.

- Bei der Chemotherapie besteht der Fortschritt in neuen Medikamenten und Anwendungsformen, die bei den Patienten deutlich geringere Nebenwirkungen verursachen, als in der Vergangenheit in Kauf zu nehmen waren.

Diese Verbesserungen der etablierten Behandlungsmethoden haben zu deutlichen Erfolgen beim Kampf gegen Krebs geführt.

Doch trotz der beachtlichen Fortschritte sind solche Therapien auch heute noch sehr belastend für die Patienten. Noch immer wird bei dem Angriff auf das kranke auch gesundes Gewebe in

[†]Ionen sind elektrisch geladene Atome oder Moleküle. Bei der Schwerionentherapie verwendet man Kohlenstoff-Ionenstrahlen.

Mitleidenschaft gezogen. Die Folge sind Nebenwirkungen, die vor allem geschwächten Patienten oft nicht mehr zugemutet werden können.

„Jeder zweite Mensch in Deutschland erkrankt im Verlauf seines Lebens an Krebs, jeder vierte stirbt daran", sagte Anfang 2018 Dierk Neugebauer, ein Mitglied der Geschäftsführung von Bristol-Myers Squibb, einem der großen Hersteller von Anti-Krebs-Medikamenten.

Durch die zu erwartenden Erfolge der Immuntherapie sollte diese Statistik in Zukunft deutlich günstiger für die Erkrankten ausfallen.

Immuntherapien

Hoffnung auf eine deutliche Verbesserung der Krebstherapien kommt von einem Forschungszweig, der in den letzten Jahrzehnten einen großen Aufschwung erlebt, die Immunologie[†]. Diese Wissenschaft zeigt Wege auf, wie man Krebs von einer ganz anderen Seite packen kann: Anstatt Krebsgeschwüren direkt mit Giften und Strahlen zu Leibe zu rücken, ist es möglich, die körpereigene Abwehr des erkrankten Menschen selbst so aufzurüsten, dass sie den Krebs beseitigt.

Wie mächtig das Immunsystem zuschlagen kann, zeigt es bei der akuten Organabstoßung. Wenn einem Patienten eine kiloschwere fremde Leber eingepflanzt wurde und diese Reaktion nicht verhindert wird, verflüssigt die Körperabwehr das Organ über Nacht vollständig, aber nur die Leber, keine eigenen Gewebe. So spezifisch, schnell und gründlich arbeitet sie.

Auch die Alternativmedizin zielt mit vielen Verfahren auf das Immunsystem. Durch Essens- oder sonstige Verhaltensvorschriften soll es ganz allgemein gestärkt werden. Man geht bei dieser unspezifischen Herangehensweise davon aus, dass ein

[†]Immunologie ist die Lehre von den biologischen und biochemischen Grundlagen der körpereigenen Abwehr von Krankheitserregern.

kraftvolleres Immunsystem den Krebs besser bekämpfen kann und dadurch eine Heilung ermöglicht.

Doch ein gekräftigtes Immunsystem allein hilft in der Regel nicht gegen Krebs. „Die Nürnberger hängen keinen, sie hätten ihn denn“, dieser alte Spruch beschreibt genau das Problem. Das Abwehrsystem sieht den Krebs häufig gar nicht, und wenn doch, so laufen die ausgesandten Truppen zum Feind über. Neben der eigentlichen Abwehrreaktion ist daher die Ertüchtigung des Abwehrsystems beim Erkennen von Krebszellen eine der Hauptaufgaben der Immuntherapien.

Die neuen Verfahren der Immunologie greifen viel gezielter als die Alternativmedizin in das Geschehen ein. Man hat Möglichkeiten gefunden, die natürliche Körperabwehr direkt auf den individuellen Tumor abzurichten. Viele Wege sind denkbar und werden erprobt.

Die Forscher sind sogar überzeugt, dass sie das menschliche Abwehrsystem in Zukunft einfach durch eine therapeutische Impfung in die Lage versetzen können, Krebsgewebe genauso zu vernichten wie eine Antikörper-Impfung etwa eingedrungene Erreger von Tollwut oder Wundstarrkrampf zerstört. Ein, zwei Impfspritzen und man könnte zusehen, wie das Geschwulst verschwindet – der Traum von Wissenschaftlern und Patienten.

Das menschliche Immunsystem allein tut sich schwer gegen Krebserkrankungen. Selbst wenn der Krebs erkannt wird, besteht eine Pattsituation zwischen den Verteidungsmöglichkeiten des Krebses und der menschlichen Abwehr. Beide kämpfen mit denselben Waffen. Es ist ein Hauen und Stechen wie auf dem spätmittelalterlichen Schlachtfeld in Abbildung 1.1. Fast immer kann dabei der Krebs die gegen ihn gerichteten Maßnahmen abwehren und weiter wachsen.

Der neue Therapieansatz will die Pattsituation zugunsten des menschlichen Immunsystems auflösen.

Es ist eine Ironie der Geschichte, dass das Auftreten von Aids Anfang der 80er Jahre den Weg zu den neuen Methoden der

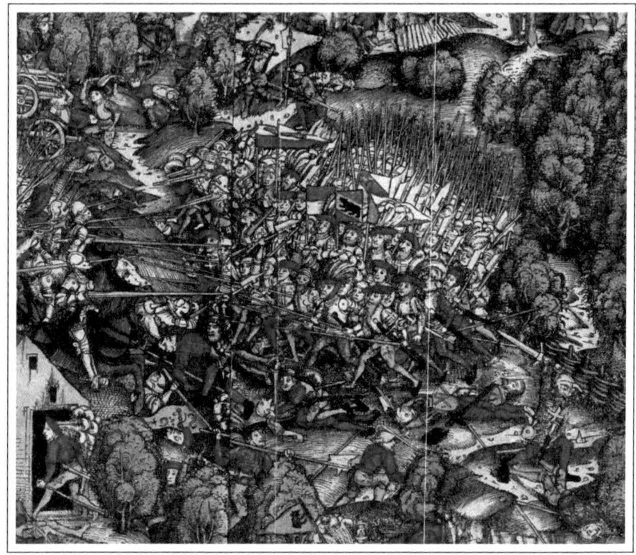

Abb. 1.1: Kampf zwischen zwei Gewalthaufen

Krebsbekämpfung geebnet hat. Die Immunforschung bekam damals einen enormen Anschub. Es galt, die rasante Ausbreitung der unheimlichen Seuche einzudämmen, und so flossen riesige Summen in die Erforschung der neuen Krankheit und ihres Erregers, des HI-Virus, das – wie sich bald herausstellte – wesentliche Teile des menschlichen Immunsystems befällt und lahmlegt. Mit Hochdruck untersuchte man die Wechselwirkung zwischen Virus und körpereigener Abwehr.

Ganz wesentlich für die Erforschung des Immunsystems waren und sind die neuen Methoden von Molekularbiologie und Gentechnik.

Durch sie versteht man immer besser, wie sich der menschliche Körper ganz allgemein fremder Eindringlinge und eigener entarteter Zellen erwehrt und wie es diese wiederum schaffen, die Verteidigungslinien zu umgehen oder sich vor den angreifenden Immunzellen zu schützen.

2 Körperabwehr und Krebs

Wie alle Lebewesen ist der Mensch ständig von eindringenden Schädlingen bedroht. Wir wären täglich dem Tod geweiht, hätten wir nicht ein Abwehr- oder Immunsystem, das uns vor unsern unsichtbaren Feinden schützt.

Die Bezeichnung Immun*system* macht deutlich, dass wir es mit einem komplizierteren Gebilde zu tun haben. Zu ihm gehören bestimmte Organe und Gewebe wie Knochenmark, Thymus[†] und Lymphsystem[‡], sowie weiße Blutkörperchen[††] und lösliche Immun-Eiweiße.

Unsere Körperabwehr ist so eingerichtet, dass sie zwischen eigenem Gewebe und fremden Eindringlingen unterscheiden kann, und reagiert grundsätzlich auf alles Fremde. Außerdem muss es aber auch beurteilen können, ob etwas Fremdes schädlich oder harmlos ist. Blütenpollen aus der Luft etwa oder Nahrungsbestandteile im Darm sind zwar fremd, stellen aber keine Gefahr dar und sollten nicht attackiert werden. Geschieht dies doch, so hat es fatale Folgen, wie Menschen mit Allergien leidvoll erfahren.

Bei Fremdem zu unterscheiden, was eine Gefahr darstellt und was nicht, ist eine schwierige Aufgabe. Wie das Immunsystem sie löst, ist bislang nur teilweise aufgeklärt.

[†] Der Thymus ist ein kleines zweilappiges Organ und liegt hinter dem Brustbein zwischen den beiden Lungenflügeln.

[‡] Neben dem Blutkreislauf gibt es im Menschen einen zweiten Kreislauf, in dem eine klare Flüssigkeit, die Lymphe, zirkuliert.

[††] Weiße Blutkörperchen, auch Immunzellen genannt, sind einzelne Zellen, die sich im Blut, in der Lymphe und in Geweben frei bewegen können mit der Aufgabe, Krankheitskeime und Fremdstoffe im Körper abzuwehren.

Bekannt ist, dass es über Abwehrstoffe und besondere Immunzellen verfügt, die wie Streifenpolizisten Tag und Nacht den gesamten Körper durchwandern. Sie tasten mit speziell geformten Molekülen auf ihrer Hülle wie mit Händen die Oberfläche aller Zellen nach körpertypischen Merkmalen ab. Treffen sie dabei auf Substanzen, die sie nicht als „eigen“ einstufen können, lösen sie im Körper eine Immunreaktion aus.

Die fremden Moleküle[†] oder Teile von ihnen, auf die Immunzellen mit Abwehr reagieren, werden als Antigene bezeichnet. Der Begriff schafft leicht Verwirrung, er steht aber nicht für eine Art Gegenspieler von Genen, wie wir das von Materie und Antimaterie oder Teilchen und Antiteilchen kennen, vielmehr leitet er sich von der Tatsache ab, dass Antigene die Herstellung von Antikörpern generieren, dass sie also Abwehrmaßnahmen des Immunsystems veranlassen. Er hat sich durchgesetzt, obwohl es sonst nicht üblich ist, für zwei Verbindungen, die miteinander reagieren, Bezeichnungen zu wählen, die beide mit „Anti“ beginnen.

Antigene können Bestandteile von Bakterien[‡], Viren[††], Pilzen[*] oder Parasiten[**] wie etwa die Erreger der Malaria sein. Auch ein Fremdkörper wie ein Stück Rosendorn oder ein Holzsplitter, der

[†]Moleküle sind Verbindung aus zwei oder mehreren Atomen.

[‡]Bakterien sind Einzeller ohne Zellkern. Sie bilden eines der drei großen Reiche der belebten Natur. Daneben gibt es das Reich der Archebakterien, urtümlichen Einzellern ohne Zellkern, die als Überlebende aus der Frühzeit in Nischen weiter existieren und sich von Bakterien beispielsweise im Stoffwechsel unterscheiden, und schließlich das Reich der Lebewesen mit echtem Zellkern wie Pilzen, Pflanzen und Tieren, wozu biologisch auch wir gehören.

[††]Viren werden nicht zu den Lebewesen gezählt, da ihnen wesentliche Eigenschaften fehlen. Es sind Teilchen aus Erbgut und Eiweißhülle. Zur Vermehrung sind sie auf lebende Zellen angewiesen. Sie befallen die Wirtszellen und programmieren sie zur Herstellung von neuen Viren um.

[*]Pilzarten, die innere Organe des Menschen befallen, sind vor allem Hefepilze wie Candida-Arten und der Pilzfäden-bildende Aspergillus fumigatus.

[**]Parasit ist ein Oberbegriff für Lebewesen wie Würmer oder Trichinen, die in meist größeren Lebewesen schmarotzen.

in der Haut stecken geblieben ist, ruft die Immunzellen auf den Plan. Sie umzingeln ihn und befördern ihn schließlich mitsamt dem entstandenen Eiter aus dem Gewebe hinaus.

Unser Körper bekämpft Bakterien, aber er duldet sie auch. Die Ansicht, dass Bakterien schädlich sind, ist verständlich, denn viele Krankheiten werden durch sie ausgelöst. Andererseits sind es auch diese Kleinstlebewesen, die uns vor krankmachenden Keimen schützen. Indem sie unsere Haut besiedeln, verhindern sie, dass sich neue, eventuell weniger harmlose Artgenossen dort auf Dauer niederlassen. Nicht nur dass sie nicht rücken und ihnen Platz machen, sie verteidigen ihr Gebiet auch mit der Absonderung chemischer Kampfstoffe, kleiner Eiweißmoleküle, die für viele Neuankömmlinge tödlich sind oder zumindest ihr Wachstum hemmen. Indem sie sich behaupten, schützen sie uns.

Ebenso nützlich sind die Bakterien im Darm. Sie zerlegen für uns unverdauliche Nahrungsmittel in verwertbare Nährstoffe, die ihnen, aber auch uns zugute kommen. Sogar einige Vitamine, die unser Körper nicht herstellen kann, synthetisiert unsere „Darmflora".

Mit wachsendem Wissen über Bakterien und andere Mikroorganismen hat sich auch das Bild, das man sich vom Menschen macht, geändert. Mikrobiologen sehen im Menschen heute weniger ein einzelnes Lebewesen, als vielmehr einen Lebensraum für eine Unzahl von Bakterien, Viren und Pilzen, die sich auf Haut, Schleimhäuten und im Darm tummeln. Man schätzt ihre Zahl auf 38 Billionen[†], das sind etwas mehr fremde als eigene Zellen.

Je nach Körperpartie siedeln einige Hundert bis zu einigen Millionen Bakterien pro Quadratzentimeter. Die Darmflora macht allein 200 Gramm unseres Körpergewichts aus. Mit allen diesen Untermietern lebt der Mensch normalerweise in einem stabilen Gleichgewicht und zu gegenseitigem Nutzen.

Das Immunsystem hat daher nicht die Aufgabe, alle Bakterien zu töten, sondern sie auf Abstand zu halten. Erst wenn sie sich

[†]Eine Billion ist eine Eins mit zwölf Nullen, eine Million Millionen.

zu einer Gefahr entwickeln, geht es dagegen vor. Dringen Keime, die z. B. üblicherweise harmlos auf der Haut siedeln, bis in die Gewebe oder die Blutbahnen vor, so greift das Abwehrsystem sie umgehend an, um Krankheiten oder eine lebensbedrohliche Blutvergiftung zu verhindern.

Ein fremder Eindringling ist für das Immunsystem ein klarer Fall. Wie aber steht es mit Krebszellen?

Die Entstehung von Krebs ist kein seltener Vorgang. Man schätzt, dass von den etwa 30 Billionen Zellen, aus denen der Mensch besteht, alle paar Sekunden eine Zelle entartet.

Ursache können innere und äußere Einflüsse sein. Wie in jedem komplizierten System treten in Zellen manchmal Fehler auf, die zu einer Veränderung im Erbgut führen. Die Wahrscheinlichkeit, dass es dazu kommt, ist größer, wenn ungünstige Umweltfaktoren wie Rauchen, Alkohol, Übergewicht, chronische Entzündungen, Umweltgifte oder hochenergetische Strahlung die Zellen zusätzlich belasten.

Auch kann im Erbgut mancher Menschen eine Veranlagung zu einer krankhaften Veränderung enthalten sein. Man schätzt, dass etwa 5-10 % aller Krebsfälle erblich bedingt sind.

Trifft die Veränderung ein Gen[†], das wesentlich für das Verhalten der Zelle ist, so kann diese entarten und fortan versuchen, ein eigenständiges Dasein zu führen.

Wie diese Mutationen[‡] im Einzelnen entstehen, ist noch nicht vollständig aufgeklärt.

Klar ist, dass Krebszellen aus eigenen Zellen entstanden sind und weitgehend die für den Körper typischen äußeren Kennzeichen tragen. Mit ihnen können sie sich gegenüber der Streifenpolizei des Immunsystems ausweisen und schaffen es deshalb, unbehelligt zu bleiben.

[†] Gene sind Abschnitte des Erbguts, die eine wichtige Erb-Information enthalten.

[‡] Mutation bedeutet Veränderung. In der Biologie ist damit eine spontane Veränderung des Erbguts gemeint.

Bei genauerem Hinsehen jedoch fallen krankhafte Merkmale auf. Denn Mutationen im Erbgut zeigen sich auch in einer Abwandlung von Molekülen auf ihrer Außenhülle. Üblicherweise bemerkt das Abwehrsystem diese „falschen" Moleküle. Es ist also grundsätzlich in der Lage, Krebszellen an ihren fremden, nicht zum eigenen Körper gehörenden Merkmalen zu erkennen.

Diese Abweichungen veranlassen das Immunsystem, solche Zellen abzutöten. Das erklärt, warum wir nicht an jeder entarteten Zelle erkranken. Tag für Tag werden in einem Menschen viele tausend mutierte Zellen erkannt und eliminiert.

Doch nichts im Leben ist perfekt. Irgendwann bleibt eine entartete Zelle unbemerkt oder sie hat die Fähigkeit entwickelt, angreifende Immunzellen zu entwaffnen oder sich vor ihnen zu tarnen. Dann kann sie mehr oder weniger ungestört zu einem Tumor heranwachsen.

Es hat viele Jahrzehnte intensiver Forschung bedurft herauszufinden, wie die Immunabwehr im Einzelnen funktioniert und wie es dem Krebs gelingt, ihre Wirkung außer Kraft zu setzen. Inzwischen wurden wesentliche Erkenntnisse gewonnen. Sie eröffnen die Möglichkeit, das Abwehrsystem soweit aufzurüsten, dass es in der Lage ist, den Schutzwall des Krebses zu durchbrechen.

Erste klinische Tests solcher Therapien mit kleinen Patientengruppen zeigen schon heute in Einzelfällen erstaunliche Erfolge. Doch lange nicht bei allen Patienten wirkt die Behandlung oder tritt gar eine Heilung ein. Das bedeutet, dass man die zugrunde liegenden Mechanismen noch nicht vollständig verstanden hat und dass noch weitere Grundlagenforschung erforderlich ist.

Inzwischen beobachten die großen finanzstarken Pharmafirmen die Entwicklung nicht mehr nur aufmerksam, sondern engagieren sich auf diesem „Immunonkologie" genannten Gebiet. Sie kaufen kleine Unternehmen, insbesondere Ausgründungen von Forschungseinrichtungen in aller Welt in der Erwartung auf, dass einige der Verfahren sich durchsetzen und in der Zukunft beträchtliche Umsatzvolumina erzeugen werden.

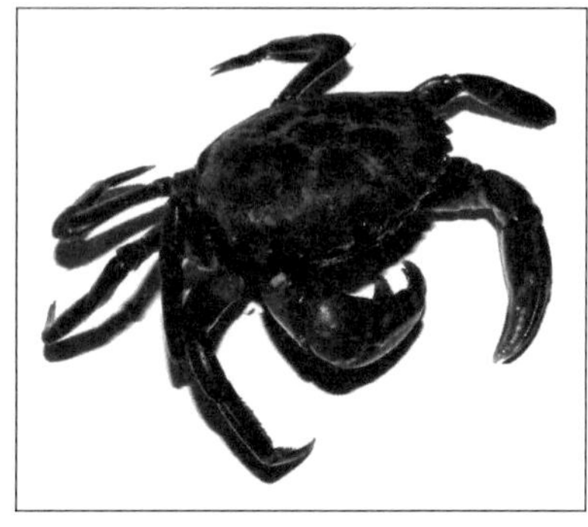

Abb. 2.1: Die Krankheit Krebs verdankt ihren Namen einer gewissen Ähnlichkeit mit einem Krebs-Tier.

Der Name Krebs geht auf den Griechen Hippokrates (460-370 v. Chr.) zurück.

Der als „Vater der Medizin" berühmte Arzt bezeichnete die Geschwüre als Karkinos, griech. Krebs. Grund ist das Aussehen des Geschwürs, besonders das eines bösartigen Brusttumors. Im späten Stadium erscheinen dort wulstartige Verdickungen, die Beinen und Fangarmen eines Krebses ähneln. Auch die Härte des Gewebes im Vergleich zu seiner Umgebung passt in das Bild des panzerbewehrten Gliederfüßers.

Die Erkrankung ist also nicht ein Leiden der heutigen Zivilisation. Über Jahrtausende schon begleitet sie die Menschheit. Auf ägyptischen Hieroglyphen ist sie dargestellt. Selbst bei uralten Knochen eines frühen Vorfahrens des Homo sapiens, die Paläontologen vor wenigen Jahren in Afrika ausgegraben haben, zeigen sich typische Spuren von Krebs.

Und er befällt nicht nur Menschen und Säuger, auch bei urzeitlichen Schildkröten wurde er nachgewiesen, also bei Lebensformen, die entwicklungsgeschichtlich sehr viel früher entstanden sind.

Krebs scheint zum Leben höherer Organismen dazu zu gehören.

3 Ausflug in die Welt der Zellen

Um zu verstehen, wie sich Krebszellen und Immunzellen erkennen und bekämpfen und welche Mittel und Strategien sie dabei einsetzen, lohnt es, Zellen allgemein näher kennenzulernen.

Zellen sind die kleinsten biologischen Einheiten, aus denen alles Leben aufgebaut ist.

Eine riesige Anzahl von Lebewesen, wie etwa die Bakterien, bestehen aus jeweils einer einzigen Zelle. Es sind kleine Wunderwerke, die alles enthalten und alles leisten, was einen lebenden Organismus ausmacht. Dabei entdeckt man immer wieder neue bemerkenswerte Eigenschaften. Es gibt Einzeller, die in fast kochend heißen Quellen existieren, im Eis leben oder in der Wüste jahrelange Trockenheit überdauern.

Bei den Mehrzellern, Pflanzen und Tieren, bilden sich während des Heranwachsens aus einer Zelle viele unterschiedliche Zellarten heraus. Jede erfüllt als Spezialist ihre besondere Aufgabe – etwa als Haut-, Leber- oder Keimzelle – und jede trägt ihren Teil zum Funktionieren des gesamten Organismus bei. Dabei haben Zellen die Fähigkeit entwickelt, sich, wie es in jeder größeren Gemeinschaft lebenswichtig ist, zu verständigen und miteinander abzusprechen.

Mit den heutigen modernen Methoden wurden viele neue Erkenntnisse über den Aufbau von Zellen, ihre erstaunlichen Talente und das äußerst komplizierte Geschehen in ihnen gewonnen. Viele Vorgänge, auch solche, die mit der Entstehung von Krebs zusammenhängen, harren jedoch noch der Aufklärung.

Die meisten Zellen sind eher rundlich mit einem Durchmesser

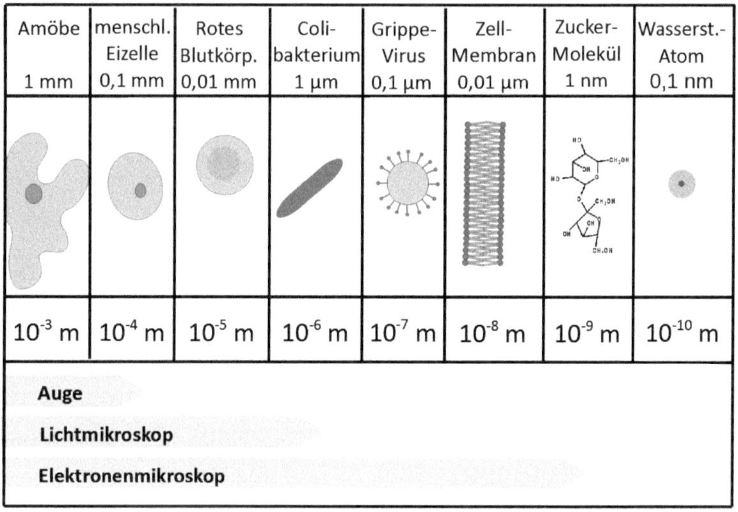

Amöbe 1 mm	menschl. Eizelle 0,1 mm	Rotes Blutkörp. 0,01 mm	Coli-bakterium 1 µm	Grippe-Virus 0,1 µm	Zell-Membran 0,01 µm	Zucker-Molekül 1 nm	Wasserst.-Atom 0,1 nm
10^{-3} m	10^{-4} m	10^{-5} m	10^{-6} m	10^{-7} m	10^{-8} m	10^{-9} m	10^{-10} m

Auge
Lichtmikroskop
Elektronenmikroskop

Abb. 3.1: Größenordnungen im Reich der Zellen

von 1-30 tausendstel Millimeter. Es gibt aber auch fadenförmige Arten, wie etwa Zellen der Arm- und Beinmuskeln. Sie erreichen einige Zentimeter Länge. Noch ausgeprägter ist die gestreckte Form bei Nervenzellen. Ihre 30 Mikrometer[†] dünnen Ausläufer, die Axone, können über einen Meter lang werden.

Die größte Zelle des Menschen ist mit etwa 0,1 Millimeter Durchmesser die weibliche Eizelle. Sie ist die einzige menschliche Zellart, die man gerade noch mit bloßem Auge erkennt.

Je komplizierter ein Lebewesen aufgebaut ist, umso unterschiedlicher können Zellen gebaut sein. Der Mensch zum Beispiel besitzt über 200 verschiedene Zellarten.

Verglichen mit den Atomen, den Bausteinen, aus denen unsere Welt aufgebaut ist, sind Zellen riesig. Ein Wasserstoffatom etwa hat einen Durchmesser von einem zehnmillionstel Millimeter, ist also gut tausendmal kleiner. Eine Zelle enthält einige Milliarden

[†]1 Mikrometer ist ein tausendstel Millimeter.

Atome. Diese hohe Zahl deutet an, dass Zellen hochkomplexe Gebilde sind. Und tatsächlich entdeckt man schon mit Hilfe eines Mikroskops zahlreiche gesonderte Bereiche, die – ähnlich wie die Organe im menschlichen Körper – besondere Aufgaben erledigen und Organellen, kleine Organe, genannt werden.

Zellkern

Auffallend groß und schon im normalen Lichtmikroskop gut zu erkennen ist der Zellkern. Er kommt in allen menschlichen Zellen vor, ausgenommen den roten Blutkörperchen und den Blutplättchen.

Der Zellkern ist die Steuerzentrale der Zelle und enthält das Erbgut. In ihm sind alle ererbten Informationen der für ein Lebewesen typischen Eigenschaften und Fähigkeiten gespeichert.

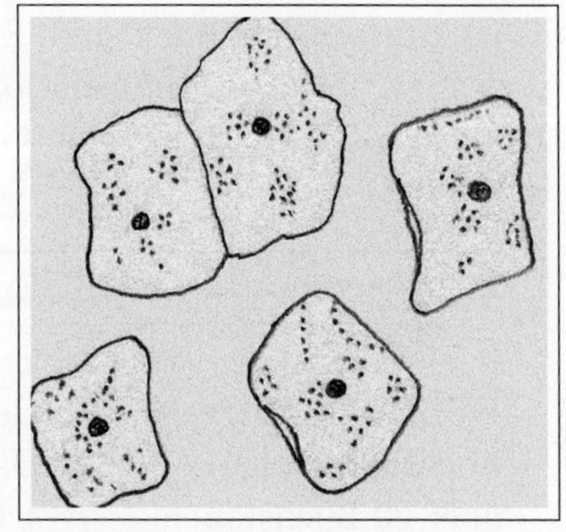

Abb. 3.2: Mundschleimhautzellen unter dem Lichtmikroskop

Die Weitergabe von Eigenschaften an die folgende Generation ist in einer Familie oft deutlich zu erkennen: Die Nasenform kommt von der Mutter, oder das aufbrausende Gemüt stammt eindeutig vom Großvater. Aber wie eine Eigenschaft auf die Nachkommen übertragen wird und woraus Erbanlagen eigentlich bestehen, war lange Zeit ein Geheimnis. Erst im vergangenen Jahrhundert konnte es Stück für Stück gelüftet werden.

Das Erbgut, das alle Informationen enthält, um aus der einzelnen befruchteten Eizelle einen Menschen mit Billionen Zellen und einem Großteil seiner individuellen Eigenschaften heranwachsen zu lassen, wird gern mit einem Buch verglichen.

Dessen Inhalt besteht aus Wörtern, die als Buchstabenfolge niedergeschrieben sind. Den Buchstaben in einem Text entsprechen in den Erbanlagen die Desoxyribonukleinsäuren (auf Englisch desoxyribonucleic acids) oder kurz DNA. Das Alphabet der Erbanlagen besteht aus nur vier DNA-Buchstaben: den Molekülen Adenin, Cytosin, Guanin und Thymin.

Das „Buch" der Erbinformationen ist der Bauplan für den Menschen und die Betriebsanleitung für die inneren Abläufe im Körper während seines ganzen Lebens.

Die Bibel und das Kommunistische Manifest sind mit denselben Buchstaben geschrieben, der jeweilige Sinn ist völlig unterschiedlich. Er entsteht durch die Reihenfolge der Buchstaben, die zu Wörtern gebündelt sind. Entsprechend ist es beim Erbgut: Auch hier steckt die Information in der Aufeinanderfolge der DNA-Moleküle, und einzelne Gruppen haben ihre bestimmte Bedeutung.

Buch	Erbgut
Buch-Inhalt	Erb-Information
Wörter und Satzzeichen	Gene und Steuerungsbefehle
Buchstabenfolge	DNA-Folge
über 20 Buchstaben	4 DNA-Bausteine

Setzt sich der Inhalt eines gedruckten Buches aus einem langen Band von Zeichen auf Papier zusammen, so besteht das Erbgut aus einem langen molekularen Faden. Beim Menschen umfasst er rund 3 Milliarden „DNA-Buchstaben" und misst etwa zwei Meter Länge.

3 Milliarden Buchstaben – schriebe man sie auf, so füllte man damit die Bücher einer kleinen Bibliothek! Der molekulare Faden passt jedoch in den nur wenige Tausendstel Millimeter winzigen Zellkern.

In anschaulichere Größen übertragen bedeutet das, dass ein zwanzig Kilometer langer Faden in einem Tennisball untergebracht ist, und zwar nicht durch wahlloses Hineinstopfen, sondern wohl geordnet und knotenfrei. Schließlich muss der Erbgutfaden noch „zu lesen“ sein, d. h. er muss für Enzyme[†] zugänglich bleiben. Dazu muss er sehr sorgfältig und mit System gefaltet sein.

Ehe man das Erbgut in seinem Aufbau untersuchen konnte, hielten es einige Biologen für vorstellbar, dass jede Zellart ihr ganz spezielles Erbgut besitzt, und nur die Erbanlagen umfasst, die sie für ihre besonderen Aufgaben braucht. Während die ersten Zellen eines Embryos noch die gesamte Erbinformation enthielten, würden sie dann bei ihrer Entwicklung in Herz-, Haut- oder Muskelzellen Schritt für Schritt die nicht benötigten Teile ihres Erbguts verlieren oder abstoßen.

Was durchaus einleuchtend klingt, erwies sich aber als falsche Theorie und hatte keinen Bestand.

Heute weiß man, dass jede menschliche Zelle – ganz gleich ob Drüsen- oder Nervenzelle – den kompletten genetischen Bauplan enthält. Nur sind in den einzelnen Zelltypen die Abschnitte der Erbinformation, die nicht genutzt werden, ausgeschaltet und versiegelt. Zellen in der inneren Magenwand rufen die genetischen Informationen ab, die sie befähigen, Verdauungssaft abzusondern, Hirnzellen solche, die ihnen die Verarbeitung von Sinneseindrücken ermöglichen. Bei Hirnzellen sind sinnvollerweise die Bereiche des Erbguts, die für Magenzellen wesentlich sind, stillgelegt. Schließlich wäre es fatal, wenn sich eine Hirnzelle plötzlich auf ihre Möglichkeit besinnen würde, Verdauungssaft zu produzieren.

Die Tatsache, dass Körperzellen das gesamte Erbgut eines Lebewesens enthalten, ist nicht unwichtig. Nur deshalb ist zum Beispiel Klonen möglich. Dolly, das berühmte Klonschaf, entstand aus der Eizelle eines Schafs, deren Kern gegen den einer Körperzelle – der Euterzelle eines anderen Schafs – ausgetauscht

[†]Enzyme sind Riesenmoleküle, meist Eiweiße, die als Katalysatoren biochemische Reaktionen beschleunigen oder erst ermöglichen.

wurde. Die Eizelle ist in der Lage, die Versiegelungen in dem eingebauten Kern zu beseitigen und das Leben neu zu starten. Der neue Zellkern bestimmte dann Dollys Eigenschaften.

Wenn eine spezialisierte Zelle wie eine Euterzelle nicht alle Informationen enthielte, die eine Eizelle braucht, um über den Embryo zu einem erwachsenen Tier heranzureifen, hätte es Dolly nie gegeben.

Aus demselben Grund ist es inzwischen auch möglich, spezialisierte Zellen – meist verwendet man leicht zugängliche Hautzellen – gentechnisch wieder in den embryonalen Zustand zurück zu versetzen oder direkt in andere Zellarten umzuwandeln.

Die Erbinformation für die neue Rolle, die die veränderte Zelle nun spielen soll, ist ja vorhanden; die Zelle muss nur umprogrammiert werden. Dabei werden die Einschränkungen im Erbgut, die ihre bisherige Aufgabe festgelegt haben, entfernt und neue Beschränkungen, wie sie für die neue Aufgabe erforderlich sind, eingeführt.

Durch den Einsatz solcher Zellen erhofft sich die Medizin eine verbesserte Regeneration von durch Krankheiten geschwächten Organen. Beispielsweise könnten neue Herzmuskelzellen die Herzfunktion von Infarktpatienten verbessern, oder Zuckerkranke könnten durch die Transplantation von Insulin-produzierenden Zellen geheilt werden.

Da ein solcher Gewebeersatz von körpereigenen Zellen abstammt, sollte er nicht einmal abgestoßen werden.

Zurück zum Zellkern und zu seiner wichtigen Rolle bei der Entstehung von Krebs.

Vom Rest der Zelle ist er durch eine Membran abgetrennt. Sie regelt, welche Stoffe in den Kern vordringen dürfen und welche ihn verlassen können. Dadurch gelingt es, viele schädliche Substanzen fernzuhalten. Der zerstörerischen Wirkung von Röntgen- oder radioaktiver Strahlung und UV-Licht ist das Erbgut aber schutzlos ausgeliefert. Auch eine Vielzahl chemischer Verbindungen – industriellen wie natürlichen Ursprungs – sowie Viren können Erbmoleküle durch chemische Reaktionen verändern oder die Gene und ihre Anordnung zerstören.

Als Folge dieser Veränderungen oder Mutationen tragen die Gene dann falsche Informationen, die Fehlfunktionen in den Zellen und damit falsche Verhaltensweisen verursachen. Manche Zellen verlieren dadurch ihre Lebensfähigkeit und sterben ab.

Folgenreicher ist es, wenn die veränderten Zellen am Leben bleiben, Krankheiten auslösen oder sich zu Krebszellen entwickeln. Sie können dann anfangen, ein Eigenleben zu führen, sich unkontrolliert teilen und zum Feind des eigenen Organismus werden.

Jede Krebserkrankung beruht darauf, dass sich das Erbgut einer körpereigenen Zelle verändert hat. Krebserkrankungen zu verstehen, setzt daher auch ein umfangreiches Wissen über den Zellkern und das darin enthaltene Erbgut voraus.

Eiweißfabriken der Zelle

In der Flüssigkeit, die den Zellkern umgibt, befinden sich die Produktionsstätten für Eiweiße. Eiweiße oder Proteine sind eine sehr wichtige Stoffklasse. Abgesehen von Materialien wie etwa Zahnschmelz besteht der Mensch hauptsächlich aus vielerlei Formen von festen und löslichen Proteinen.

Einige Eiweiße sind in Form von Enzymen[†] an vielen lebensnotwendigen Abläufen im Körper beteiligt oder bekämpfen eingedrungene Krankheitserreger.

Andere sitzen auf der Zelloberfläche und weisen eine Zelle als körpereigen aus, dienen der Kommunikation zwischen den Zellen, und ermöglichen es ihnen, ihr Verhalten untereinander abzustimmen.

Aufgebaut sind Eiweiße aus zwanzig verschiedenen natürlichen Aminosäuren, die sich zu langen Ketten aus Hunderten von Glie-

[†]Enzyme sind biologische Katalysatoren, die chemische Reaktionen ermöglichen oder beschleunigen. Meist sind es riesige Eiweißmoleküle.

dern aneinander reihen. Man kann sich vorstellen, dass je nach Länge und Reihenfolge der Aminosäuren eine schier unermessliche Zahl unterschiedlicher Eiweiße möglich ist – mit ebenso vielen verschiedenen Eigenschaften und Fähigkeiten. Während der Entstehung wächst die Eiweißkette Baustein um Baustein und ordnet sich in einer bestimmten Art im Raum an.

In großen Eiweißmolekülen finden sich wohlgeordnete Bereiche mit starrer Struktur neben beweglichen Abschnitten, die Drehungen und Verbiegungen erlauben und weit entfernte Teile der Aminosäurekette miteinander verknüpfen können.

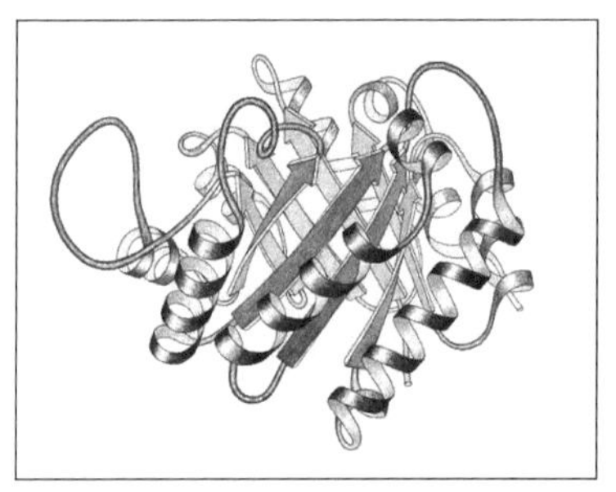

Abb. 3.3: Triosephosphat-Isomerase (TIM)

Abbildung 3.3 zeigt am Beispiel des Enzyms Triosephosphat-Isomerase (TIM) die unterschiedlichen, für Eiweiße typischen räumlichen Anordnungen: korkenzieherartig geformte Wendeln, bewegliche Schnüre und als Pfeile dargestellte starre Faltblätter. Mit Faltblatt bezeichnet man eine Aminosäurekette, deren Gestalt an einen wie eine Ziehharmonika gefalteten Papierstreifen erinnert.

Die Zusammensetzung eines jeden Proteins ist im Zellkern in Form eines Gens, eines Stücks des Erbgutfadens, gespeichert. Es ist vergleichbar einem Wort im Text eines Buches. Die Buchstaben sind dabei so zusammengesetzt, dass eine sinnvolle Aussage entsteht.

Die Herstellung der Proteine erfolgt außerhalb des Zellkerns in besonderen Organellen, den Ribosomen, die in der Zellflüssigkeit schwimmen.

Im Bedarfsfall muss die Information also irgendwie vom Zellkern dorthin gebracht werden. Dazu baut die Zelle, wie Abbildung 3.4 zeigt, eine Abschrift des benötigten DNA-Abschnitts in Form eines kleinen Moleküls namens Ribonukleinsäure, abgekürzt RNA. Dieses Zwillingsmolekül der DNA enthält also ebenfalls den Bauplan des Proteins in der Reihenfolge seiner Einheiten verschlüsselt. Anders als die DNA im Zellkern aber ist die RNA beweglich. Sie verlässt den Zellkern und bringt als wandernde Bauanleitung oder Boten-RNA die Information zu den Eiweißfabriken. Dort werden die Aminosäurebausteine nach Vorlage zusammengefügt, und das fertige Eiweiß verlässt das Ribosom. Aus der im Erbgut ruhenden Information wird mit Hilfe der Boten-RNA biologische Aktivität.

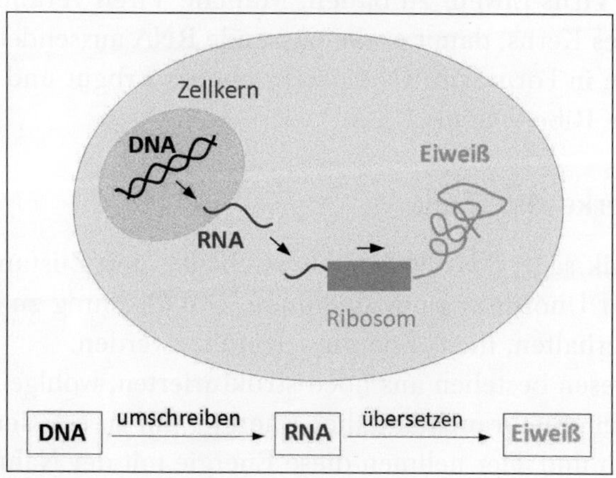

Abb. 3.4: Informationsfluss vom Gen zum Eiweiß

Die Boten-RNA ist also ein äußerst wichtiges Molekül. Ohne sie könnten keine Eiweiße, die Arbeitstiere der Zelle, entstehen und unser Körper wäre nicht in der Lage, seine vielfältigen Aufgaben zu erfüllen.

Auch für Zellforscher ist die Art und Menge der Boten-RNA sehr aufschlussreich, zeigt sie ihnen doch an, welche Gene eine Zelle gerade abliest.

Die Überbringung der Erbinformation zu den Ribosomen ist auch für die Krebsentstehung wichtig; denn ist ein Gen mutiert, so übermittelt das Botenmolekül eine falsche Bauanleitung und das nach ihr gefertigte Eiweiß weicht ebenfalls von der Norm ab, kann seine Aufgabe nicht erfüllen und womöglich Schaden anrichten.

Häufig findet man bei mutierten Zellen, dass ein Reparatureiweiß fehlerhaft gebildet wird. Nötige Instandsetzungen in der Zelle unterbleiben dann und die Zelle stirbt ab – oder entartet.

Die Eiweißfabriken sind auch beliebtes Ziel von Virenangriffen. Da Viren selber keine Proteine herstellen können, kapern sie, um sich zu vermehren, lebende Zellen und veranlassen sie, fremdes, nämlich Virus-Eiweiß zu bauen. Manche Viren verändern das Erbgut des Kerns, damit es die passende RNA aussendet, andere haben ein in Form von RNA geschriebenes Erbgut und befallen direkt die Ribosomen.

Kraftwerke der Zelle

Die Physik sagt, dass Materie bestrebt ist, den Zustand größtmöglicher Unordnung einzunehmen. Um Ordnung zu schaffen oder zu erhalten, muss Energie zugeführt werden.

Lebewesen bestehen aus hoch strukturierten, wohlgeordneten Bausteinen. Sie brauchen daher Energie, um zu existieren.

Mensch und Tier nehmen diese Energie mit der Nahrung auf. Im Verdauungstrakt wird sie in ihre Bestandteile aufgespalten. Als für die Zellen verwertbarer Energieträger verbleibt Zucker.

Zellen benötigen viel Energie, etwa für das Zusammenziehen der Muskeln, beim Denken oder zum Bau von Eiweiß. Den Bedarf decken kleine Kraftwerke, die Mitochondrien. Sie liegen verteilt in der Zellflüssigkeit und sind besonders häufig in Zellen mit hohem Energieverbrauch wie Hirn- und Muskelzellen. Im Durchschnitt enthält eine Zelle gut tausend solche Kleinkraftwerke.

In den Mitochondrien wird Zucker abgebaut und die dabei freiwerdende Energie in einem kleinen beweglichen Molekül namens ATP (Adenosin-Triphosphat) chemisch gespeichert. Wird

Energie gebraucht, so wandert das Molekül an den Ort des Bedarfs und gibt seine gespeicherte Energie ab. Danach kehrt es in seiner energiearmen Form zurück zu einem Kraftwerk und wird erneut aufgeladen.

Da Mitochondrien ein eigenes Erbgut und ihre eigene Hüllmembran besitzen, vermutet man, dass sie in entwicklungsgeschichtlich sehr früher Zeit einmal als eigenständige Einzeller von anderen Einzellern eingefangen, dann aber nicht verdaut wurden, sondern sich als Zelle in der Zelle behaupten und sogar vermehren konnten. Für die Wirtszelle bedeutete ein Energieliefernder Untermieter einen erheblichen zusätzlichen Überlebensvorteil, so dass sich diese Art des gedeihlichen Miteinanders über Jahrmillionen erhalten und weiterentwickelt hat.

Auch das Erbgut der Mitochondrien kann entarten und Krebs hervorrufen.

Zellmembran

Leben ist etwas ganz Besonderes und Verletzliches. Damit es zu dem komplizierten Zusammenwirken der vielen einzelnen Bausteine kommen konnte, mussten sich eigentlich widersprechende Bedingungen erfüllt werden.

Einige Naturwissenschaftler machen sich Gedanken, wie das Leben auf der jungen Erde wohl entstanden sein könnte. Sie stimmen darin überein, dass Wasser dabei unabdingbar ist. Grund für die Annahme ist, dass bis heute kein Lebewesen ohne Wasser auskommt.

Doch wie sollen sich die riesigen biologischen Moleküle, wie etwa die Eiweiße, bilden können, wenn sie sich in Wasser eher in ihre Bestandteile, die Aminosäuren, auflösen, als dass sich umgekehrt die Bausteine zu Eiweißen verbinden? Dazu kommt, dass Strömungen im Wasser die erforderlichen Bauteile jeder Zeit davontragen und zerstreuen können.

Leben braucht daher außer Wasser auch kleine weitgehend abgeschlossene Räume.

Nach dem Stand der Forschung könnten die ersten einfachen Lebensformen in mit Wasser gefüllten Gesteinsporen, wie sie sich z. B. in Ton befinden, entstanden sein. Nur in solchen oder ähnlichen abgegrenzten Räumen können sich unter ganz bestimmten Voraussetzungen aus einfachen Verbindungen höhermolekulare, wie Erbsubstanz oder Eiweiße, zusammenfügen und erhalten.

Geeignete Abgrenzungen müssten sowohl ein Austrocknen als auch eine übermäßige Wasseraufnahme verhindern, und auch wenn sie die Trennung von der Umwelt sicher stellen, trotzdem den notwendigen Austausch mit der Umgebung gewährleisten.

Tatsächlich ist eine Hülle, die diese Voraussetzungen erfüllt, Merkmal aller Zellen, von einfachen Bakterien bis hin zu menschlichen Zellen.

Die halbdurchlässige Membran lebender Zellen ist durch ihren besonderen Aufbau für ihre vielfältigen Aufgaben bestens befähigt. Wie Abbildung 3.5 zeigt, besteht sie aus einer Doppelschicht von Fettmolekülen, die an den Oberflächen (graue Punkte) wasserliebend und im Inneren (graue Striche) wasserabstoßend ist. Für den Austausch mit dem Umfeld sind verschiedene (grün gezeichnete) Eiweiße in die Membran eingestreut.

Einige formen verschließbare Poren und lassen Ionen aus- und einwandern oder befördern Nährstoffe in die Zelle hinein und Gifte und Abfallprodukte aus der Zelle hinaus. Andere Eiweiße sind zur Erfüllung unterschiedlicher Aufgaben in oder auf der Membran verankert.

Sehr wichtig zum Verständnis der körpereigenen Abwehr sind die (blau gezeichneten) Zucker von Zucker-Fett- (Glykolipide) oder Zucker-Eiweiß-Verbindungen (Glykoproteine), die auf der Oberfläche der Hülle sitzen. Sie werden in diesem Kapitel noch ausführlicher behandelt.

Manche Eiweiße bestehen aus einem äußeren Anteil, der als Antenne in die Umgebung hinausragt, einer Eiweißkette (Proteinhelix), die sich durch die Hülle windet, und einer inneren Signalkette, über die Kontakt mit dem Zellkern aufgenommen

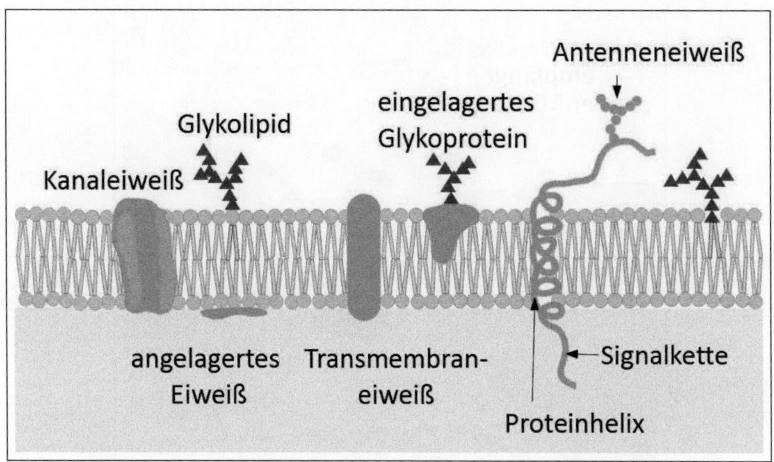

Abb. 3.5: Aufbau der Membran menschlicher Zellen

werden kann. Über sie tauscht die Zelle Informationen mit andern Zellen und mit ihrer Umgebung aus.

Denn Zellen unterhalten sich, manche – wie Nerven- oder Muskelzellen – sind richtige Quasselstrippen. Sie nutzen nicht Worte oder Töne wie wir, sondern Moleküle und Ionen.

Es gibt Sender- und Empfänger-Zellen. Die Sender geben ein Signal in Form eines Moleküls oder Botenstoffs an den Empfänger ab.

Radio-Antennen sind so ausgelegt, dass sie zusammen mit den Auswahleinrichtungen im Radio nur das Signal einer bestimmten Frequenz, also einen Sender, empfangen. Vergleichbar reagieren Antennen-Eiweiße. An die Stelle der Frequenz tritt die Form als Auswahlkriterium. Nur Botenstoffe, die räumlich so beschaffen sind, dass sie in die Antennenform passen, werden wahrgenommen.

Nach demselben Prinzip kommunizieren zwei Zellen auch durch den direkten Kontakt über zueinander passende Oberflächeneiweiße.

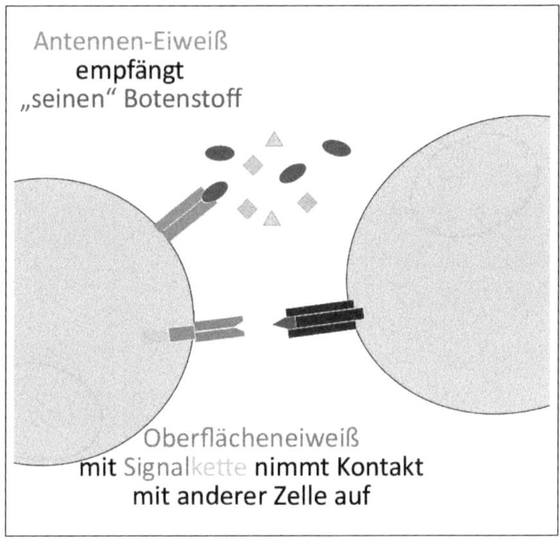

Abb. 3.6: Kommunikation zwischen Zellen

In beiden Fällen erhalten Zellen dadurch eine Anweisung, zum Beispiel zu wachsen, sich zu teilen oder auf Wanderschaft zu gehen.

Abbildung 3.6 stellt die Kommunikation zwischen Zellen dar.

Oberflächen-Eiweiße sind Augen, Ohren und Sprachrohr der Zelle. Ohne sie wäre sie nicht lebensfähig. Mehr noch, die Fähigkeit der Zellen zu kommunizieren ist Voraussetzung dafür, dass der gesamte Organismus funktioniert und dass mehrzellige Lebewesen überhaupt erst entstehen konnten.

Die Erforschung der Signalwege in und zwischen Zellen hat sich in den vergangenen zehn Jahren zu einem neuen Spezialgebiet der Molekular- und Zellbiologie entwickelt. Man erwartet, mit dem dort erworbenen Wissen die Entstehung von Krebs und anderen Krankheiten besser verstehen zu können, und hofft, dass sich Wege auftun, sie zu verhindern. Kommunikation ist nämlich nicht nur im menschlichen Leben sehr fehleranfällig, auch bei der Verständigung unter Zellen kann einiges schief laufen. Es kommt keine oder eine falsche Information an oder sie wird falsch verstanden oder fehlerhaft umgesetzt.

Für Biochemiker, die erforschen, wie sich Zellen unterhalten, besteht kein Zweifel: Alle Krebserkrankungen – auch viele andere Krankheiten – entstehen, weil die Kommunikation zwischen Zellen gestört ist.[4]

Die Signalübertragung von Zellen ist daher für die Pharmaforschung von großem Interesse.

Einige Antennenmoleküle sind bereits bekannt, d. h. man weiß, wie sie aufgebaut sind und wie sie arbeiten. Sie werden als Rezeptoren (von lat. recipere, aufnehmen, empfangen) bezeichnet und haben wie erwähnt eine Form, in die kleine Moleküle oder Teile größerer Moleküle passen. Die Bindung ist nicht fest, sie kann leicht wieder gelöst werden, aber durch die vorübergehende Bindung verändert sich die räumliche Anordnung des Rezeptors. Die Veränderung pflanzt sich bis in den Zellkern fort und löst schließlich eine bestimmte Reaktion der Zelle aus.

Die Kenntnisse über diese Zusammenhänge nutzen Mediziner bereits, um mit Medikamenten, die auf einen Rezeptor wirken, Zellen Anweisung zu geben, z. B. einen bestimmten Stoff abzusondern; oder sie veranlassen Immunzellen, sich friedlich zu verhalten, oder aber aggressiv zu werden und Krebszellen anzugreifen.

Vor Jahren schon haben Zellforscher erkannt, dass für die Kommunikation der Zellen nicht die Eiweiße allein entscheidend sind, sondern dass auch Zuckerverbindungen auf diesen Eiweißen eine große Rolle spielen. Die Erforschung dieser Zusammenhänge hat zu einer weiteren Disziplin der Molekularbiologie geführt, der Glykobiologie (griech. glykys = süß). Sie befasst sich mit der Biologie der Zucker insbesondere in und auf Zellen. Dabei steht der Begriff Zucker für eine ganze Familie ähnlicher chemischer Verbindungen, die fünf oder sechs Kohlenstoffatome besitzen.

Die hauptsächlichen Bausteine der von den Membran-Eiweißen

getragenen Zuckerstrukturen sind die beiden Bestandteile des im Haushalt üblichen Zuckers, nämlich Fruktose und Glukose, außerdem die in Milch vorkommende Galaktose und die Pflanzenzucker Xylose und Mannose. Die Zucker selbst tragen oft weitere chemische Gruppen und gewinnen dadurch besondere veränderte Eigenschaften und Fähigkeiten.

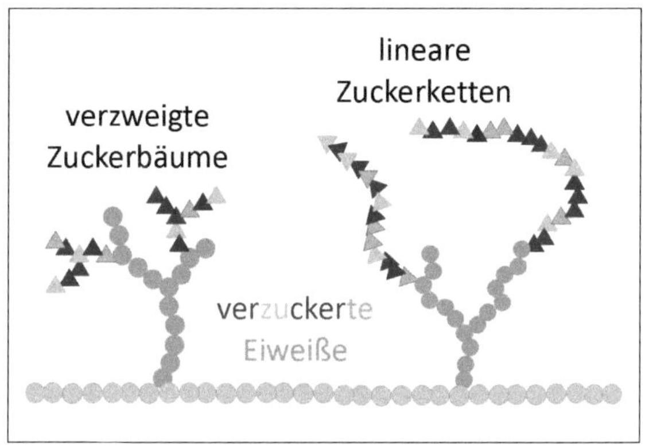

Abb. 3.7: Zelloberfläche mit verzuckerten Eiweißen

Abbildung 3.7 zeigt zwei verzuckerte Eiweiße mit einfachen und verzweigten Zuckerketten. Die in unterschiedlichen Blautönen gezeichneten Dreiecke stehen dabei für unterschiedliche Zuckerbausteine.

Charakteristisch für Zucker ist die fast unerschöpfliche Vielfalt der Möglichkeiten, mit denen sie sich zu größeren, oft vielfach verzweigten baumartigen Strukturen zusammenschließen können. Betrachtet man die möglichen Verbindungen von sechs verschiedenen einfachen Zuckerbausteinen, so erhält man mehr als eine Billion unterschiedlicher Lösungen. Die Formenvielfalt der Zuckergebilde ist damit deutlich größer als die des Erbguts oder der Eiweiße.

Zellen machen sich diese Vielfalt zunutze. Die Zellmembran ist mit Gebilden aus Zuckermolekülen nur so gespickt. Eiweiße und

Fette der Hülle tragen chemisch gebundene Mehrfachzucker, die nach außen wie Haare abstehen. Sie sind 5-15 Zuckerbausteine lang.

Einerseits hält dieser Zuckerpelz Enzyme fern, die Moleküle der Zellmembran abbauen könnten. Zum andern dienen die Zucker als Kennzeichnung der Zelle. Einige von ihnen kommen nur auf den Zellen einer bestimmten Art wie Mensch oder Flusspferd vor, andere zeichnen eine bestimmte Zellart aus – Nierenzellen tragen andere Zucker als Lungenzellen – und wieder andere sind einem ganz bestimmten Individuum eigen.

Die Kombinationen der Eiweiße und ihrer Zucker sind charakteristisch für jede Körperzelle eines Lebewesens und unterscheiden sich auch von Individuum zu Individuum.

Man kann mit ihnen eine Zelle im Gehirn von Einstein identifizieren oder eine Muskelzelle in der Wade von Ronaldo. Auch bei Tieren sind alle Zellen individuell gekennzeichnet.

Dass die Zelloberflächen verschiedener Individuen so unterschiedlich ausgestattet sind, ist Ursache der Abstoßung von Gewebe bei Organtransplantationen.

Auf der Oberfläche der roten Blutkörperchen bestimmt ein einziger Baustein in einer Zuckerverbindung, welche Blutgruppe ein Mensch hat, und verursacht die Unverträglichkeit der Blutgruppen. Ist der letzte Baustein einer Fünfer-Zuckerstruktur eine Galaktose, so handelt es sich um Blutgruppe B. Trägt diese Galaktose noch eine zusätzliche chemische Gruppe (N-Acetyl-Gruppe), so spricht man von Blutgruppe A. Bei Blutgruppe 0 fehlt der fünfte Zuckerbaustein ganz.

Man kann diese Zuckeranhängsel mit hierarchischen Speicheradressen in einem Rechner vergleichen. Wenn man den gesamten Adressbereich nutzt, so lässt sich eine einzelne Speicherstelle adressieren, nimmt man aber nur bestimmte Teile des Adressbereichs, so kann man beliebig große Speicherbereiche gleichzeitig adressieren.

Wie es im Rechner eine Adressverwaltung gibt, hat der Körper ein Organ, den Thymus, in dem die körpereigenen Zucker-Eiweiß-Kombinationen verfügbar sind.

Für das Immunsystem sind die Zucker-Eiweiß-Verbindungen auf der Zelloberfläche maßgebliche Kennzeichen, an dem es körpereigene von fremden Zellen unterscheidet. Es nutzt, dass eingedrungenen Bakterien und Parasiten die für unseren Körper typischen Merkmale fehlen. Das führt aber auch dazu, dass transplantierte Organe als fremd erkannt und bekämpft werden.

Selbst ob ein Virus eine Zelle infizieren kann oder nicht, entscheidet das Zucker-Eiweiß-Profil auf der Oberfläche der Wirtszelle. Bei neu auftauchenden Grippe- oder Coronaviren ist immer eine der ersten Fragen, inwieweit sie Menschen gefährlich werden können. Das ist dann der Fall, wenn die Oberflächenmoleküle des Virus durch Mutation die Fähigkeit erlangt haben, an eine Zucker-Eiweiß-Einheit menschlicher Zellen anzudocken. Dies ist der erste Schritt, um in die Zelle einzudringen und sich dort zu vermehren.

Seltener kommt es vor, dass der Wirt seine Oberflächenmoleküle ändert, um sich gegen ein Virus zu wehren.

Ein vor gut zehn Jahren bekannt gewordenes Beispiel ist eine Mutation, die den Menschen vor 2,5 bis 3 Millionen Jahren gegen Malaria immun machte. Noch heute tritt diese ursprüngliche Form der Krankheit bei Schimpansen auf.

Inzwischen haben sich Unterarten von Malaria-Erreger herausgebildet mit Oberflächenmolekülen, die ihnen Zutritt auch in menschliche Zellen ermöglichen. Seitdem ist der Mensch für die Krankheit wieder empfänglich.[5]

Es spielt sich so ein ständiger Kampf zwischen Wirt und Parasit ab. Bakterien und Viren können Teile ihrer Eiweiß-Zucker-Einheiten schnell, d. h. innerhalb von Jahrzehnten umwandeln, der Wirt eher langsam.

4 Immunsystem

Der Gedanke, unser Immunsystem als Waffe gegen Krebserkrankungen einzusetzen, konnte erst auftauchen, als man genauere Kenntnis über dieses Wunderwerk von Abwehrsystem gewonnen hatte – und dessen Erforschung kam erst in den letzten Jahrzehnten so richtig in Fahrt.

Es ist ein uraltes System, denn seit frühester Zeit müssen sich Lebewesen gegen Angriffe von Feinden zur Wehr setzen. So verfügen schon einfachste Organismen wie Einzeller über wirkungsvoll schützende Einrichtungen. Da diese so wichtig für das Überleben sind, wurden sie während der Entwicklung der Arten bis hin zu den Säugern beibehalten. Darüber hinaus besitzen Wirbeltiere, also auch Menschen, zusätzlich zu dieser uralten angeborenen noch eine modernere Immunabwehr, das erworbene oder lernfähige Immunsystem. Es wird auch als spezifisches oder adaptives, also anpassungsfähiges Immunsystem bezeichnet.

Beide Abteilungen, die angeborene und die erworbene Abwehr, arbeiten eng zusammen.

Erst in den letzten Jahren entdeckten Mikrobiologen zu ihrer Überraschung auch in Bakterien ein anpassungsfähiges Abwehrsystem. Es bildet den Ausgangspunkt für die Entwicklung der vielseitig nutzbaren Gen-Schere CRISPR-Cas†, die gerade die Gentechnik und -therapie revolutioniert.

---

†Die Gen-Schere CRISPR-Cas ist ein Werkzeug der Molekularbiologie, das Genveränderungen sehr exakt, einfach und kostengünstig ausführt. Das Ergebnis ist von einer natürlichen Mutation nicht zu unterscheiden.

4.1 Das angeborene Immunsystem

Von Geburt an ist unser Körper durch einfache, aber wirkungsvolle Einrichtungen vor eindringenden Feinden geschützt. Schwer zu überwindende Barrieren wie unsere schützende Haut bilden die äußere Verteidigungslinie.

Sind die äußeren Hürden dennoch einmal – zum Beispiel bei Verletzungen und offenen Wunden – überrannt, so wartet eine zweite Abwehrfront im Innern auf den Angreifer. Sie besteht aus besonderen, beweglichen Zellen und löslichen Eiweißen. Diese sind so beschaffen, dass sie Fremdes umgehend erkennen, anfallen und innerhalb von Minuten bis Stunden vernichten.

Die äußeren Barrieren

Der äußere Schutzwall unseres Körpers ist die Haut. Ihre oberste Schicht besteht aus Hornzellen und ist dicht besiedelt von Bakterien und anderen Kleinstlebewesen.

Auf die Zusammensetzung dieser Gesellschaft nimmt die Haut Einfluss, indem sie spezielle kurze Eiweißverbindungen absondert. Einigen Siedlern macht das Gemisch nichts aus, bei anderen durchlöchert es die Zellwand, so dass die Zellflüssigkeit ausläuft und die Opfer absterben.

Aber auch ohne Kampfstoffe hält sich unsere Haut die Bakterien auf Abstand. Sie erneuert sich ständig und schiebt ihre abgestorbenen Zellen nach außen. Auf diese Art wird sie auch die Bakterien, die auf ihr leben, schließlich mit den Hautschuppen los.

Ähnlich arbeiten Schleimhäute. Hier ist es der ständig abgesonderte Schleim sowie keimtötende Stoffe, die Erreger daran hindern, durch die Haut weiter in Blutgefäße und Lymphbahnen vorzudringen.

Körperöffnungen als besonders gefährdete Stellen werden auch besonders geschützt. Die Tränenflüssigkeit etwa enthält

Bakterien-hemmende bzw. -tötende Stoffe, und Tränen schwemmen mögliche Keime oder Fremdkörper hinweg.

Die meisten Erreger gelangen durch Mund und Nase in den Körper. Ein ganzes Bündel von Abwehrmaßnahmen wirkt dem entgegen. Ein Ring aus Rachen- und Gaumenmandeln wehrt die Keime ab. Der Speichel enthält antibakterielle Wirkstoffe, der Schleim in der Nase und der Luftröhre hält die Eindringlinge fest und befördert sie aus dem Körper oder in den Magen, wo die Magensäure fast alle zerstört und verdaut.

Die inneren Barrieren

Die innere Verteidigungslinie des angeborenen Immunsystems ist wie die Verteidigung auf einem Schlachtfeld angelegt, wo verschiedene Truppen bei der Abwehr eines Angriffs zusammenarbeiten.

Ganz allgemein werden Zellen, die an dieser Abwehr, einer Immunreaktion, beteiligt sind, als Immunzellen bezeichnet. Nach ihrem Erscheinungsbild werden sie auch weiße Blutkörperchen oder medizinisch Leukozyten (griech. leuko für weiß, kytos für Zelle) genannt.

Unterschiedliche Typen von weißen Blutkörperchen warten nur darauf, dem Eindringling den Garaus zu machen.

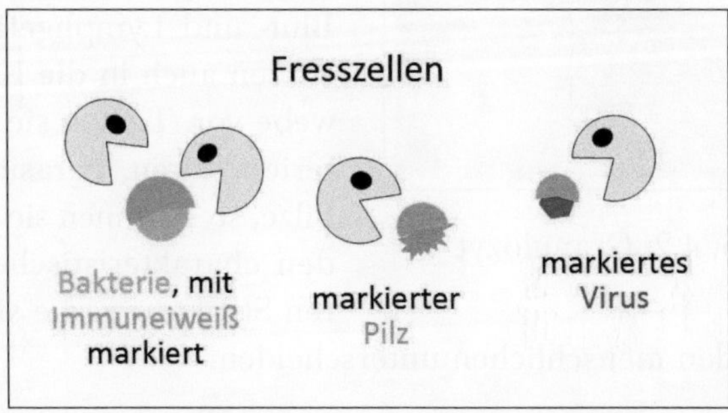

Abb. 4.1: Feindmarkierung durch Immun-Eiweiße

Daneben kreisen spezielle Eiweiße, die Immuneiweiße, durch den Körper. Sie sind so gebaut, dass sie sich an die typischen Oberflächen von Bakterien und Viren anheften. Dadurch nehmen sie ihnen die Bewegungsfreiheit, überdecken die Enterhaken, mit denen diese die Körperzellen kapern wollen, und hindern sie so daran, Zellen zu befallen. Alles, was mit Immuneiweißen gekennzeichnet ist (Abbildung 4.1), wird in kürzester Zeit Beute von Fresszellen, einer Art weißer Blutkörperchen, die im kommenden Kapitel genauer vorgestellt werden.

Die weißen Blutkörperchen bilden die Hauptstreitkraft der Abwehr. Sie spielen sowohl im angeborenen als auch im lernfähigen Immunsystem eine wesentliche Rolle.

Immunzellen des angeborenen Immunsystems entstehen im roten Knochenmark von Brustbein und Becken. Dort entwickeln sie sich aus Stammzellen[†] zu verschiedenen Arten von Immunzellen. Jede Art übernimmt eine bestimmte Aufgabe bei der Gefahrenabwehr.

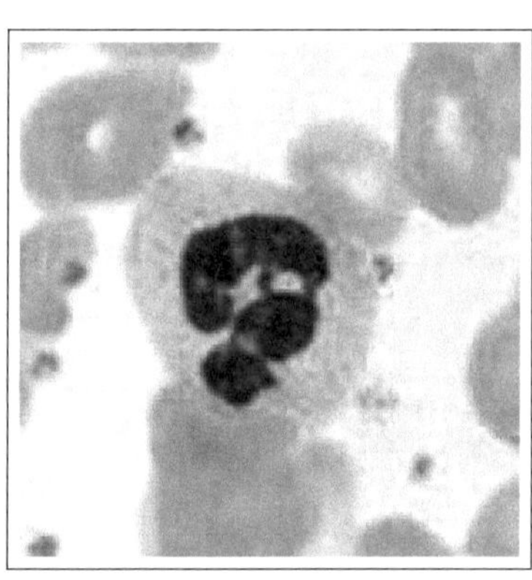

Abb. 4.2: Granulozyt

Die **Granulozyten** bilden die größte Gruppe der weißen Blutkörperchen. Sie sind bei Infektionen die Ersten am Ort des Geschehens. Vom Knochenmark wandern sie ins Blut ein. Sie patrouillieren durch Blut- und Lymphgefäße und stoßen auch in die Körpergewebe vor. Treffen sie auf Bakterien, Viren, Parasiten oder Pilze, so erkennen sie diese an den charakteristischen äußeren Strukturen, die sich deutlich von den menschlichen unterscheiden.

[†]Stammzellen sind wenig spezialisierte Zellen, aus denen je nach Umfeld Körperzellen eines bestimmten Gewebes hervorgehen können.

Granulozyten wissen von Geburt an, was fremd ist. Die Fähigkeit dazu ist in ihrem Erbgut verankert. Wenn sie auf eine Zelle mit entsprechenden Kennzeichen stoßen, geben sie Stoffe ab, an denen diese Zelle zugrunde geht. Ihre Gifte speichern sie in kleinen Bläschen, die unter dem Mikroskop wie Körnchen – lateinisch granula – aussehen, daher auch ihr Name. Abb. 4.2 zeigt einen Granulozyten mit seinem riesigen Kern (violett angefärbt) und zahlreichen Körnchen in der (hellvioletten) Zellflüssigkeit.

Einige Granulozyten machen auch ohne chemische Kampfstoffe kurzen Prozess mit fremden Zellen. Sie stülpen sich einfach über die Krankheitserreger und verdauen sie. Daher werden sie auch Fresszellen genannt.

Die **Natürlichen Killerzellen**, ihre Mitstreiter, erkennen nicht nur fremde Zellen, sondern auch bestimmte krankhaft veränderte Körperzellen. Mit ihren Sensormolekülen überprüfen sie auf ihren Streifzügen durch den Körper, ob die Zellen, denen sie begegnen, ein bestimmtes Merkmal auf der Zelloberfläche tragen, das alle Zellen des Körpers vorzeigen.

Fehlt dieser Ausweis, dann haben sie eine fremde Zelle aufgespürt – oder auch eine eigene, denn durch Virenbefall oder Entartung kann der Ausweis verloren gehen. Natürliche Killerzellen reagieren sofort: Sie sondern Zellgifte ab und töten damit die fremde bzw. kranke Zelle oder sie bedienen durch Kontakt einen Schalter, der in ihr das Selbstzerstörungsprogramm auslöst.

Erst 2019 entdeckten Immunforscher, dass Natürliche Killerzellen die ersten Immunzellen im Darm von Neugeborenen sind. Sie bieten Schutz, bis das lernfähige Immunsystem sich entwickelt hat und die Abwehr verstärkt.

Bei Erwachsenen machen Natürliche Killerzellen etwa 5-10 Prozent der Immunzellen aus.

Makrophagen (altgriechisch für große Fresser) und ihre Vorstufe, die Monozyten, sind ebenfalls Immunzellen, die wir von Geburt an in uns tragen. Sie werden von Entzündungsherden angelockt und übernehmen dort die Aufgabe, Bakterien und andere Krankheitserreger und ebenso auch beschädigtes und sterbendes eigenes Gewebe zu beseitigen, indem sie es einfach verschlingen und verdauen. Abbildung 4.3 zeigt in der Mitte einen Makrophagen, der zwei lange Arme ausgebildet hat und mit den Enden Zelltrümmer, die als dunkle Punkte erscheinen, einsammelt.

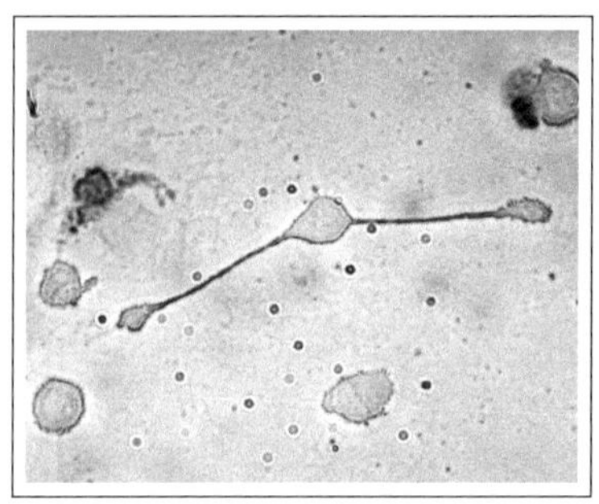

Abb. 4.3: Makrophage der Maus

Makrophagen zerlegen ihr Sammelgut im Zellinnern und präsentieren dann Bruchstücke ihres Mahls auf ihrer Außenhülle. Damit machen sie andere Immunzellen auf die Vorgänge am Entzündungsherd aufmerksam.

Da sie grundsätzlich Fremdkörper, also z. B. auch Teer aus Zigarettenrauch beseitigen, werden sie gern als „Müllabfuhr des Körpers“ bezeichnet. Sie sind auch dafür verantwortlich, dass Tätowierungen zerfließen.

Makrophagen bilden stammesgeschichtlich wohl die ältesten Teile der angeborenen Immunabwehr.

Erst seit wenigen Jahren kennt man eine weitere wichtige Zellart, die **angeborenen lymphoiden Zellen (ILC)**. Sie besiedeln gleich nach der Geburt vor allem die Schleimhäute der Lunge und des Darms und bleiben dort dauerhaft. Sie nehmen sofort den Kampf gegen Eindringlinge auf.

Dendritische Zellen nehmen eine Sonderstellung als unermüdliche Wächter und Alarmgeber des Immunsystems ein.

Wie in Abbildung 4.4 zu sehen, ist ihre Gestalt allein schon auffallend: Dendritische Zellen strecken Ausläufer wie Hände in alle Richtungen. Daher auch ihr Name: dendriticus (lateinisch) heißt verzweigt. Diese verzweigten Ausläufer sind immerzu in Bewegung, sie krümmen sich, ziehen sich zurück und neue tauchen an anderer Stelle wieder auf.

Denn eine wichtige Aufgabe der dendritischen Zellen ist es, Zellen, denen sie begegnen, nach typischen Merkmalen abzutasten und ihre Beobachtung den Zellen der erworbenen Abwehr zu melden. Durch Kontakt mit diesen wird die erworbene Abwehr in Gang gesetzt.

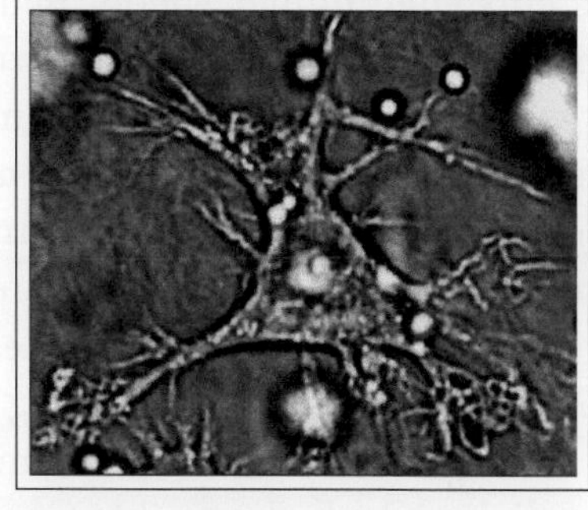

Abb. 4.4: Dendritische Zelle mit ihren zahlreichen Fortsätzen

Dieses Verhalten der dendritischen Zellen zeigt, wie eng angeborenes und erworbenes Immunsystem mit- und ineinander verwoben sind.

Die Wirkungsweise der dendritischen Zellen und ihre Bedeutung im Kampf gegen Krebs werden im nächsten Kapitel eingehender erklärt.

4.2 Das erworbene Immunsystem

Das angeborene Immunsystem reagiert auf bekannte Gefahren. Doch was passiert, wenn ein unbekannter Feind auftaucht, Angreifer sich etwa durch Mutation so verändern, dass sie für die Körperpolizei unsichtbar werden? Wir alle würden sterben, gäbe es nicht auch für diese Fälle eine Abwehrmöglichkeit.

Mit dem erworbenen Immunsystem wurde eine geniale Lösung für dieses Problem gefunden. Man nennt es auch lern- oder anpassungsfähiges Immunsystem, was seine Wirkungsweise besser beschreibt.

Ein einfaches Beispiel soll die Sache verdeutlichen. Angenommen, die Oberfläche aller menschlichen Zellen ist grün und die der bekannten feindlichen Zellen rot. Sieht eine Zelle des ererbten Abwehrsystems eine rote Zelle, so sieht sie rot und fällt über sie her. Die Farbe der feindlichen Zellen ist aber nicht statisch, es entstehen immer wieder neue oder abgewandelte Angreifer mit veränderten Oberflächenstrukturen, die bildlich gesprochen irgendeine andere Farbe haben. Da sie nicht rot sind, reagiert das angeborene Abwehrsystem nicht – es nimmt ja nur die schon bei der Elterngeneration bekannten „roten" Angreifer wahr – und sie könnten ihr Unwesen treiben.

Der Körper muss also Vorkehrungen treffen, um sich etwas Fremdem mit beliebiger, bislang unbekannter Farbe zu erwehren.

Stellt man sich den Farbraum vor, so sieht man, dass es unendlich viele Farben gibt. Gegen den Träger jeder einzelnen Farbe muss eine Abwehr möglich sein, der Körper kann aber unmöglich gegen alles Abwehrzellen vorhalten. Die Lösung besteht darin, im Farbraum eine riesige Anzahl von Wächterzellen zu verteilen, die auf eine Farbe reagieren. Sie werden die Farbe des Angreifers nicht genau treffen, aber die Hoffnung ist, dass sie auch einen Feind mit ähnlicher Farbe erkennen. Diese Wächter lösen dann die Vermehrung einer Vielzahl von leicht veränderten Abwehrzellen aus, die gemeinsam Eindringlinge mit einer Farbe aus einem ganzen Farbklecks angreifen.

In der Realität übernimmt das erworbene Immunsystem diese Aufgabe. Seine Hauptakteure sind die T- und B-Lymphozyten, kurz auch nur T- und B-Zellen genannt.

Beide Zellarten gehören zu den weißen Blutkörperchen. Ihr Name kommt daher, dass sich wesentliche Schritte ihrer Entwicklung im Lymphsystem abspielen.

Sie haben eine kugelige Gestalt – mit rund 7 Nanometer[†] Durchmesser etwa in der Größe von roten Blutkörperchen.

Nur ihre aktive Form befindet sich im Blut. Im Normalfall machen sie dort etwa 20 % der Anzahl weißer Blutkörperchen aus. Bei einer Infektion, wenn viele aktiviert sind, kann der Anteil bis auf 40 % steigen.

[†]Ein Nanometer ist ein millionstel Millimeter.

Die erworbene Immunabwehr schlägt nicht wie die angeborene schon beim ersten Alarm reflexartig zu, sondern reagiert verzögert. Im Fall einer Infektion sind es zunächst nur eine Handvoll Lymphozyten, die den Feind erkennen können. Es dauert eine gewisse Zeit, bis sie sich vermehrt haben und zu einer schlagkräftigen Truppe angewachsen sind.

Das ist eine Schwäche dieser Art Abwehr. Wenn Krankheitserreger so aggressiv sind, dass der Patient schon tot ist, bevor die Abwehr richtig Fahrt aufnehmen kann, dann läuft sie ins Leere. Bei der Pest war es wohl häufig so.

Derart tödliche Angreifer sind jedoch selten. Ein Krankheitserreger ist erfolgreicher, wenn er sein Opfer nur schwächt, es aber am Leben lässt, sodass es sich wieder erholt. Der Schnupfen ist ein Beispiel für eine derart optimierte Nutzung der Menschheit.

Lymphsystem

Wie erwähnt, spielt im Lebenszyklus der Lymphozyten das lymphatische System eine wichtige Rolle. Es bildet neben dem Blutkreislauf einen zweiten Kreislauf im Körper.

Eine seiner Aufgaben ist das Entwässern der Gewebe. Seine kleinen Lymphbahnen, die Kapillaren, nehmen Flüssigkeit auf, die von den Zellen ständig abgegeben wird, um ihre darin gelösten Stoffwechselschlacken los zu werden – das sind rund 2-5 Liter pro Tag. Ähnlich wie beim Blutkreislauf vereinigen sich die Kapillaren zu immer größeren Kanälen. Die nun Lymphe (lateinisch für klares Wasser) genannte Flüssigkeit passiert auf ihrem Weg zahlreiche Lymphknoten und wird schließlich über die Schlüsselbeinvene in den Blutkreislauf geführt.

Die Lymphknoten sind wichtige Filterstationen der Lymphe. In den rundlichen, nur wenige Millimeter langen, leicht bohnenförmigen Verdickungen sitzen Makrophagen und entfernen Krankheitserreger, kranke Zellen und Zelltrümmer.

Sind die Lymphknoten besonders gefordert, etwa bei einer Infektion, so schwellen sie an und man kann sie am Unterkiefer, in den Achselhöhlen oder der Leistengegend ertasten.

Lymphknoten haben nicht nur die Aufgabe, Bakterien zu beseitigen und die Lymphe zu filtern. In ihnen hält sich auch die Vielzahl der nicht aktivierten Lymphozyten des erworbenen Immunsystems auf. Hier vermehren sie sich im Bedarfsfall nach ihrer Aktivierung durch dendritische Zellen und werden gegen Körperfeinde losgeschickt.

Das Lymphsystem ist, ergänzt durch verschiedene lymphatische Organe und Gewebe – Thymus, Knochenmark, Milz, Mandeln, Darmschleimhaut und Wurmfortsatz – ein großer und bedeutender Teil der Körperverteidigung.

4.3 B-Lymphozyten oder B-Zellen

B-Zellen sind die Zellen, die für die Herstellung von Antikörpern zuständig sind, also von Eiweißen, die sich an Fremdkörper wie Bakterien und Viren heften und Bakteriengifte unschädlich machen.

Das B im Namen der B-Zellen wird von bone marrow, engl. Knochenmark hergeleitet, ihrem Ursprungsort.

B-Zellen entstehen aus pluripotenten Stammzellen[†] und reifen im Knochenmark heran. Dabei bilden sie auf ihrer Oberfläche die schon oben eingeführten Eiweiße oder Eiweiß-Zucker-Komplexe aus. Darunter sind die für sie typischen Y-förmigen B-Zell-Rezeptoren, mit denen sie körperfremde Strukturen erkennen. Ihr Aufbau erfolgt nach dem Zufallsprinzip, so dass jede B-Zelle Rezeptoren trägt, die sich von denen anderer B-Zellen unterscheiden.

Der menschliche Körper investiert viel Energie in die Herstellung dieser Rezeptoren. Über hundert Gene und ihre Teile werden, kunterbunt zusammengewürfelt, immer neu kombiniert. So könnten rund zehn Billionen verschiedene B-Zellen entstehen.

[†] Aus pluripotenten Stammzellen können sich je nach Umgebung und ihren Einflüssen alle Sorten von Zellen entwickeln. Ein vollständiger Organismus kann jedoch aus ihnen nicht entstehen.

Die Vielzahl dieser unterschiedlichen Rezeptoren gewährleistet, dass im nahezu unendlichen Raum der möglichen Mutationen von Angreifern (im obigen Beispiel im ganzen Farbraum) einigermaßen gleichmäßig verteilt überall ein Wächter existiert, der eine beliebige Mutation erkennen und Alarm schlagen kann.

Der Vorgang des Erkennens
Die Rezeptoren ragen in die Umgebung der Zelle und sind wegen ihrer Gestalt in der Lage, bestimmte chemische Strukturen zu erkennen, die auf der Oberfläche anderer Zellen sitzen oder ganz allgemein feste oder gelöste Fremdkörper oder Giftstoffe sein können.

Wie dieses Erkennen abläuft, soll Abbildung 4.5 verständlich machen: Antigen und B-Zell-Rezeptor sind so geformt, dass sie räumlich ineinander passen wie ein Siegelring und sein Siegel oder wie ein Schlüssel und sein Schloss.

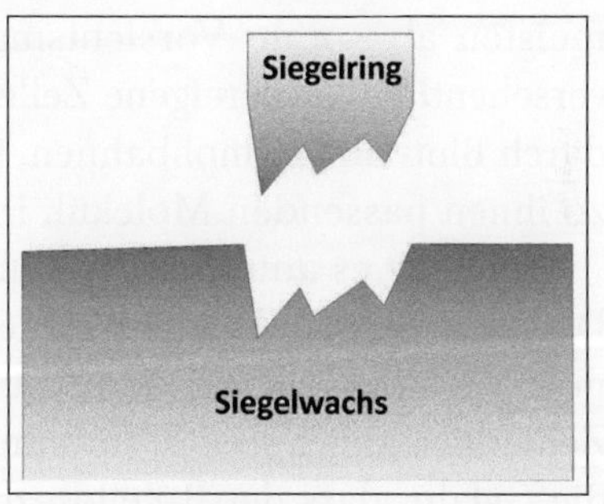

Abb. 4.5: Biologisches Prinzip des Erkennens

Durch dieses passgenaue Anschmiegen – üblicherweise als Erkennen bezeichnet – kommt es zu einer lockeren Verbindung zwischen dem Rezeptor und seinem Gegenpart.

Die kurzzeitige Verbindung löst im Rezeptor eine Veränderung aus, die auch auf die benachbarten Moleküle übergreift und sich als Signal weiter ins Innere der B-Zelle bis in den Zellkern fortpflanzt. Dort veranlasst es, dass die Gene der Zelle anders geschaltet werden als bisher, versiegelte Gene kommen ins Spiel und damit ändert die B-Zelle ihr Verhalten.

Der Vorgang

Erkennen nach dem Schlüssel-Schloss-Prinzip →
Signal an den Zellkern →
Reaktion in Form einer veränderten Gen-Steuerung

dient ganz allgemein der Verständigung und Lenkung von Zellen. Wir finden ihn überall in der belebten Natur verwirklicht.

Einem Spermium etwa gelingt es nur, in die Eizelle einzudringen, wenn es auf ihr ein ganz bestimmtes Zuckereiweiß vorfindet, das in eine Struktur auf seiner Oberfläche passt. Artfremde Spermien haben den falschen Schlüssel und deshalb keine Chance.

Ebenso wirken Botenstoffe wie etwa Hormone nicht überall, sondern nur im Zusammenspiel mit einem zu ihnen passenden Molekül.

Wirkungsweise der B-Zellen

Von den jungen B-Zellen, deren Rezeptoren auf körpereigene Strukturen passen, sterben schon im Knochenmark die allermeisten ab – eine Vorsichtsmaßnahme, damit B-Zellen nicht versehentlich körpereigene Zellen bekämpfen. Die übrigen reisen durch Blut- und Lymphbahnen, immer auf der Suche nach einem zu ihnen passenden Molekül, ihrem Antigen.

Wenn sie es antreffen, verbinden sich Rezeptor und Antigen. Doch das Signal, das die B-Zelle durch die Bindung erhält, reicht noch nicht aus, gegen den Antigen-Träger vorzugehen, wie das Zellen des angeborenen Immunsystems tun würden. Zu groß ist die Gefahr, dass der B-Zell-Rezeptor doch auf eine körpereigene Struktur passt und eine Abwehrreaktion gegen eigenes Gewebe entfacht. Es muss erst eine zweite Meinung eingeholt werden.

Sie kommt von einem Spezialisten, einer T-Helferzelle. Dabei handelt es sich um eine besondere Art der weiter unten beschriebenen T-Zellen, die Antigene erkennen können.

Damit eine T-Helferzelle den Fund der B-Zelle beurteilen kann, nimmt die B-Zelle das Antigen in ihr Zell-Inneres auf, verbindet es mit einem speziellen Trägereiweiß und präsentiert beides auf ihrer Oberfläche.

Erst wenn eine T-Helferzelle vorbeikommt, die das Vorgezeigte als Antigen erkennt, erhält die B-Zelle von ihr ein zweites, entscheidendes Signal.

Sie macht sich zum Angriff auf den Feind bereit.

Dazu wandert sie in einen Lymphknoten oder die Milz ein und vermehrt sich dort stark. Ein Teil der neu gebildeten B-Zellen bläht sich zu deutlich größeren Plasmazellen auf und beginnt, spezielle Eiweiße, die Antikörper, herzustellen und abzusondern. Sie verbreiten sich über Blut- und Lymphbahnen im ganzen Körper.

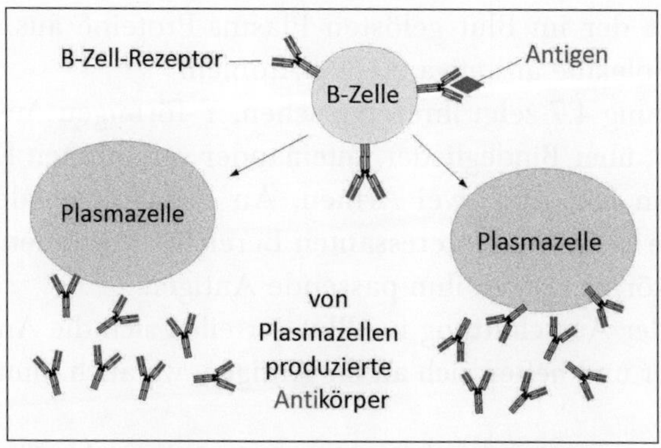

Abb. 4.6: Plasmazelle produziert Antikörper

Abbildung 4.6 zeigt Plasmazellen, die aus einer B-Zelle entstanden sind. Die von ihnen hergestellten Antikörper, hier als Ypsilon dargestellt, gleichen in ihrer Form den B-Zell-Rezeptoren.

Außer in der Gestalt stimmen die Antikörper auch in den erkennenden Bereichen mit dem B-Zell-Rezeptor, der das Antigen erkannt hat, überein. Daher sind sie ebenfalls in der Lage, sich an ein solches Antigen zu heften.

Antikörper, auch Immunglobuline genannt, gehören zur Stoffgruppe der Eiweiße, die Zuckereinheiten tragen. Sie machen

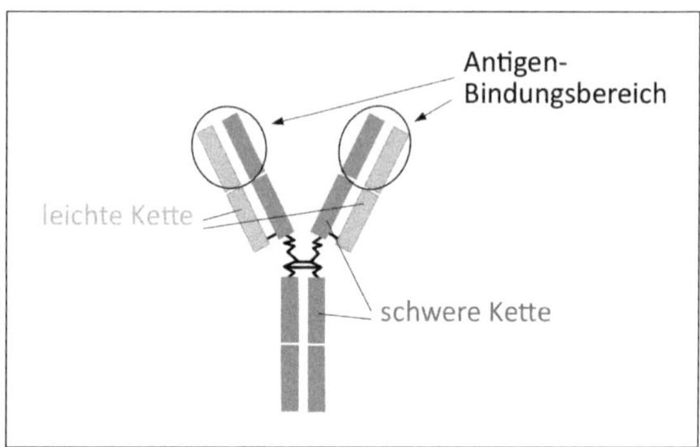

Abb. 4.7: Y- förmiger natürlicher Antikörper

etwa 30 % der im Blut gelösten Plasma-Proteine aus. Es sind riesige Moleküle aus etwa 20 000 Atomen.

Abbildung 4.7 zeigt ihren typischen, Y–förmigen Aufbau aus mehreren, über Bindeglieder miteinander verknüpften Einheiten aus einem Fuß und zwei Armen. An den Spitzen der Arme liegen die besonders interessanten Bereiche. Mit ihnen erkennt ein Antikörper das zu ihm passende Antigen.

Nach der Ausschüttung ins Blut verteilen sich die Antikörper im Körper und heften sich an ihr Antigen, wo auch immer sie es antreffen.

Die Bindung des Antikörpers an einen Fremdstoff allein bewirkt schon eine gewisse Abwehr. Sitzt das besetzte Antigen etwa auf Viren, so können diese dadurch am Eindringen in Körperzellen gehindert oder allgemein in ihrer Beweglichkeit eingeschränkt werden.

Wirkungsvoller noch ist die Signalwirkung der Antikörper. Die so markierten Fremdkörper locken Fresszellen herbei, die über den Festschmaus herfallen.

Wie erwähnt, gibt es eine riesige Zahl möglicher Antigene. Daher erkennen B-Zell-Rezeptoren das identifizierte Antigen oft nicht hundertprozentig – Siegelring und Siegel passen nicht genau aufeinander. Deshalb stellen Plasmazellen nicht nur Antikörper her, die mit dem ursprünglichen Rezeptor identisch sind, sondern auch leicht veränderte Spielarten. Dadurch steigern sie die Wahrscheinlichkeit, dass einer der variierten Antikörper noch besser zum Antigen passt.

Vom ersten Kontakt der B-Zellen mit ihrem Antigen bis zur Ausschüttung von Antikörpern dauert es einige Tage. Dann unterstützt das anpassungsfähige Immunsystem mit seinen neuen zielsicheren Angriffswaffen die Jagd auf den inneren Feind.

Das ist aber noch nicht alles, B-Zellen erbringen eine weitere Leistung. Nicht alle aktivierten B-Zellen entwickeln sich zu Plasmazellen weiter und stellen Antikörper her. Ein Teil wandelt sich zu B-Gedächtniszellen um. Sie vermehren sich in Lymphknoten und halten sich über Jahre und Jahrzehnte hinweg bereit für den Fall, dass derselbe Gegner erneut auftaucht. Dann sondern sie in kürzester Zeit ihre passgenauen, todbringenden Waffen in Massen ab.

Daher heißt das erworbene Immunsystem zu Recht auch lernfähiges Immunsystem. Es lernt aus der Erfahrung und sorgt für die Zukunft vor.

Unseren Gedächtniszellen verdanken wir es, dass wir gegen einmal durchgestandene Krankheiten bei erneuter Infektion nicht mehr krank werden. Die Gedächtniszellen machen uns in vielen Fällen sogar lebenslang immun.

Die Entstehung von Gedächtniszellen anzuregen, ist auch das Ziel einer Impfung. Dem Körper werden dabei abgeschwächte oder abgetötete Erreger zugeführt, die keine Krankheit mehr auslösen können, das Immunsystem aber zu einer Antwort anregen.

Um das Risiko einer Erkrankung noch weiter zu verringern, werden heute Spalt-Impfstoffe eingesetzt. Diese enthalten nicht den ganzen abgetöteten Erreger, sondern nur kleine typische Bestandteile seiner Oberfläche. Nachteil ist, dass dabei die Immunität nur einige Jahre anhält und die Impfungen für einen dauerhaften Schutz wiederholt aufgefrischt werden müssen.

Mit den Antikörpern besitzt das Immunsystem eine Waffe von ganz besonderem Wert. Es kann sie an jeden Feind anpassen, auch wenn er in neuem Gewand auftaucht oder erst neu entstanden ist.

Auch die Immuntherapien nutzen eigens hergestellte Antikörper, um in bei Krebs entgleiste Regelkreise und Stoffwechselwege der Zellen heilend einzugreifen.

4.4 T-Lymphozyten oder T-Zellen

Rein optisch sind T-Zellen nicht von B-Zellen zu unterscheiden, sie tragen aber andere charakteristische Zucker-Eiweiße auf ihrer Außenhülle.

T-Zellen haben sich darauf spezialisiert, Körperzellen zu bekämpfen, die von Viren oder Bakterien infiziert wurden oder krankhaft verändert sind wie z. B. Tumorzellen.

Diese Zellart ist also der natürliche Feind jedes Tumors. Eine ganze Reihe von Immuntherapien zielen darauf ab, die Wirkung der T-Zellen zu verstärken.

Wenn einem Krebspatienten mit Chirurgie, Strahlen und Chemotherapie nicht mehr zu helfen ist, setzen Onkologen[†] inzwischen in weltweit wenigen Zentren T-Zellen als neues Medikament ein, und das mit einigem Erfolg.

Abbildung 4.8 gibt einen Eindruck von ihrem äußeren Erscheinungsbild.

Um die Möglichkeiten und auch Probleme solcher Therapien besser verstehen zu können, sollen diese Zellen deshalb genauer betrachtet werden.

T-Zellen stellen einen Großteil der weißen Blutkörperchen. Sie unterscheiden sich von den anderen Immunzellen durch die besondere Art von Molekülen auf ihrer Oberfläche, mit denen sie in Kontakt mit ihrer Umwelt treten und Signale austauschen.

[†]Onkologen sind Ärzte, die sich auf die Behandlung von Krebskranken spezialisiert haben.

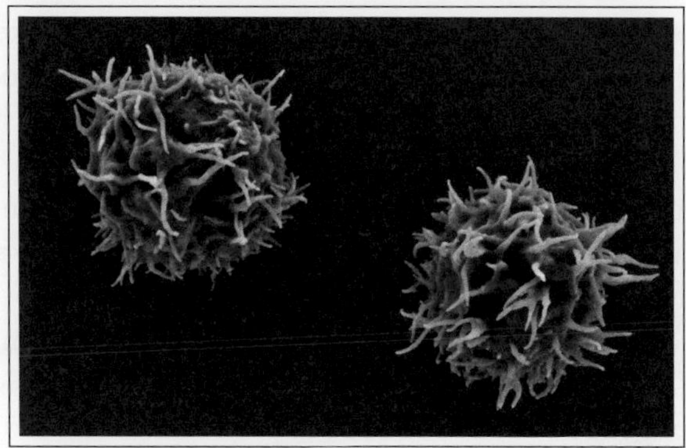

Abb. 4.8: Rasterelektronenmikroskopische Aufnahme von T-Zellen

Wie alle weißen Blutkörperchen entstehen auch T-Zellen im Knochenmark. Noch unfertig wandern sie in den Thymus (daher das T im Namen), ein Organ des Lymphsystems, das hinter dem Brustbein oberhalb des Herzens sitzt. Dort reifen sie in mehreren Stufen heran und bilden nach und nach verschiedene Oberflächenmoleküle aus.

Ähnlich wie bei den B-Zellen entwickelt jede T-Zelle ihre individuelle Sorte von Zuckereiweißen, „ihre" T-Zell-Rezeptoren. Um die Erkennungssicherheit zu erhöhen, trägt jede T-Zelle ihren Rezeptor nicht nur einmal. Mehrere Tausend davon sind über ihre Oberfläche verstreut. Dadurch kann die T-Zelle ein Antigen erkennen unabhängig davon, aus welcher Richtung sie auf es trifft.[6]

Die T-Zell-Rezeptoren zeichnen sich durch einen ganz bestimmten Aufbau aus. Ihr Fuß ist bei allen T-Zellen gleich. Nur der Teil, der für die Erkennung von Signalmolekülen zuständig ist, unterscheidet sich von T-Zelle zu T-Zelle. Seine Formenvielfalt ist noch größer als die der B-Zellen. Man schätzt, dass es Billiarden[†] möglicher T-Zell-Rezeptoren geben kann.

[†]Eine Billiarde ist eine Eins mit 15 Nullen.

Mit ihren Rezeptoren sind T-Zellen in der Lage, kranke Körperzellen anhand der dort ausgeprägten Merkmale, die von denen gesunder Zellen abweichen, zu erkennen; im Farbbeispiel: Sie erkennen die farbigen Punkte auf den grünen Zellen.

Die Aufgabe, bei eigenen Zellen gesunde von kranken Zellen zu unterscheiden und zuverlässig nur die kranken zu beseitigen, ist höchst anspruchsvoll.

Wie T-Zellen das im Einzelnen anstellen, haben Immunologen noch nicht in allen Einzelheiten aufgeklärt, es ist weiterhin Forschungsgebiet.

Da T-Zellen den Körperzellen außerordentlich gefährlich werden können, sind sie strengen Regeln unterworfen. Nicht nur die Arbeitsweise der T-Zellen, auch ihr Leben überhaupt ist sehr kompliziert. Eingebunden in zahlreiche Regelkreise, wirken unterschiedliche Mitspieler auf sie ein, hemmen oder aktivieren sie, und versuchen so eine Balance zwischen der Fähigkeit, krankhafte Zellen zu beseitigen und gesunden nicht zu schaden.

Die T-Zell-Auslese im Thymus

Die T-Zell-Schutztruppe unseres Körpers bildet im Thymus nicht nur ihre T-Zell-Rezeptoren aus, es findet dort auch eine ausführliche Qualitätskontrolle ihrer nach dem Zufallsprinzip entstandenen Rezeptoren statt.

Entlassen werden dürfen nur solche T-Zellen, deren Rezeptoren zum einen körpereigene Zellen erkennen und zum andern die kranken von den gesunden eigenen Zellen unterscheiden können.

Dazu sind zwei Prüfungen zu bestehen.

Maß der Auslese beim ersten Test ist die Bindungsfähigkeit der T-Zell-Rezeptoren an eine Zucker-Eiweiß-Molekülgruppe mit dem langen Namen Haupt-Gewebeverträglichkeitskomplex, üblicherweise nach ihrem englischen Namen major histocompatibility complex als MHC abgekürzt. Sie befindet sich mehrfach auf der Oberfläche jeder Zelle eines Menschen und ist daher das Kennzeichen für alle eigenen Zellen.

Man kann den MHC mit dem Personalausweis vergleichen, in dem unsere Eigenschaften beschrieben sind, und den wir bei einer Kontrolle vorzeigen können, um unsere Identität zu beweisen.

Entwicklungsgeschichtlich tritt dieser Komplex erst bei den Wirbeltieren auf. Bei Bakterien und andern Krankheitserregern dagegen fehlt er.

Der erste Prüfstein für die jungen T-Zellen sind besondere Zellen des Thymus, die zwei unterschiedliche Typen von MHC-Molekülen tragen. Der eine – MHC I genannt – kommt normalerweise auf Gewebezellen vor, der andere namens MHC II auf Immunzellen wie den dendritischen Zellen, Makrophagen und B-Zellen. Die Aufgabe der jungen T-Zellen ist es, alle diese Zellen zu erkennen, also sich daran zu heften, sich aber, wenn sie das Vorhandensein eines MHC erkannt haben, auch wieder von ihnen zu lösen.

Zur Erkennung der MHCs besitzen T-Zellen zu diesem Zeitpunkt auf ihrer Oberfläche zwei Sorten von Zuckereiweißen mit den sehr technisch ausgefallenen Bezeichnungen CD4 und CD8, die in der Lage sind, an jeweils einen der zwei verschiedenen MHCs anzudocken. CD ist die Abkürzung für „cluster of differentiation", Unterscheidungsgruppen. CD8 erkennt den MHC I, CD4 den MHC II.

Die Unterscheidungsgruppen befinden sich neben den T-Zell-Rezeptoren und bilden mit ihnen eine Einheit.

Den ersten Teil der Prüfung stellt Abbildung 4.9 dar. Zwei mit A und B benannte T-Zellen werden an einer Thymuszelle getestet, ob sie in der Lage sind, den MHC körpereigener Zellen zu erkennen. T-Zellen, die keine oder nur eine sehr schwache Bindung zuwege bringen, die also eigene Zellen nicht erkennen, sind für das Immunsystem nutzlos. Sie werden ausgemustert und in den Zelltod geschickt.

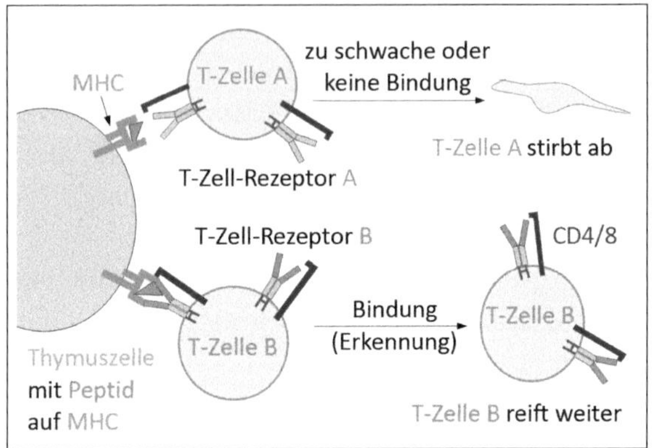

Abb. 4.9: T-Zell-Prüfung an einer Thymuszelle

Die anderen T-Zellen erhalten ein Wachstumssignal. Sie teilen sich, reifen weiter und entscheiden sich dabei, ob sie von nun an entweder die CD4- oder die CD8-Unterscheidungsgruppe ausbilden.

Die Form des MHCs erinnert an einen Präsentierteller. Darauf zeigt die Zelle regelmäßig Bruchstücke der von ihr produzierten Eiweiße vor. Diese Peptide genannten Splitter geben einen Eindruck, in welchem Zustand sich die Zelle befindet. Bei gesunden Zellen erscheinen Peptide eines normalen Stoffwechsels. Kranke oder von Viren befallene Zellen, insbesondere aber auch zu Krebszellen mutierte Zellen stellen neben normalen, unauffälligen Peptiden auch Teile von körperfremden oder mutierten Eiweißen her und präsentieren dann auch anormale, „nicht grüne“ Peptide. Vielfach verlieren kranke Zellen sogar die Fähigkeit, überhaupt einen MHC auszubilden.

T-Zellen, die den ersten Test bestanden haben, können die von einer Körperzelle auf ihrem MHC präsentierten Peptide erkennen. Doch sie haben nicht die Fähigkeit, zwischen den Peptiden gesunder oder veränderter Zellen zu unterscheiden. Sie würden wahllos beide angreifen und vernichten.

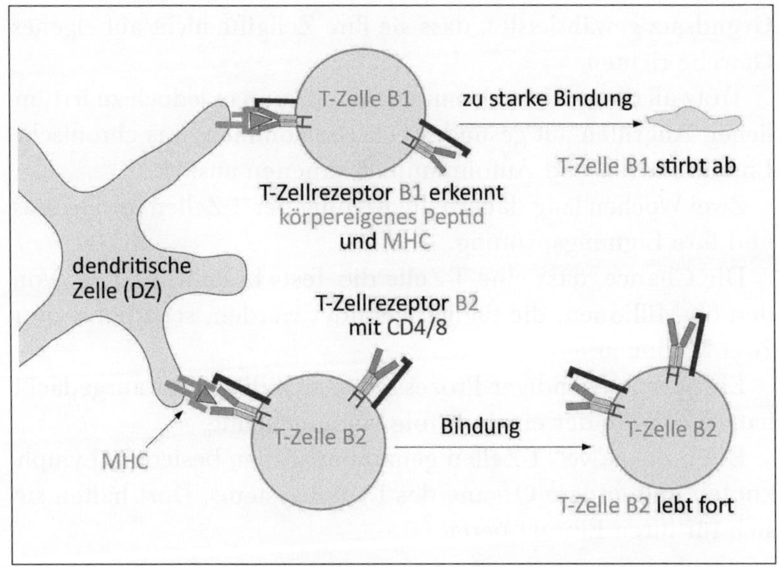

Abb. 4.10: T-Zell-Prüfung an dendritischer Zelle

Um sicherzustellen, dass die jungen T-Zellen nicht die gesunden, sondern nur die veränderten Körperzellen attackieren, werden sie einem zweiten Test unterzogen, diesmal an dendritischen Zellen oder Makrophagen des Thymus, die alle im Körper vorhandenen Zellmerkmale vorzeigen.

Abbildung 4.10 zeigt die Prüfung an einer dendritischen Zelle. Zwei T-Zellen B1 und B2, die bei der ersten Prüfung überlebt haben, zeigen dabei, ob sie mit ihren T-Zell-Rezeptoren körpertypische Peptide auf den MHCs erkennen und wie stark sie sich an die Zelle heften. Bei T-Zelle B1 ist die Bindung zu stark, sie muss ausscheiden, denn sie ist gefährlich. Sie erhält ein Signal, das sie absterben lässt. T-Zelle B2 bindet so, dass sie sich auch wieder lösen kann und besteht damit den Test.

Es überleben nur T-Zellen, die körpereigene Zellen mit fremden Merkmalen erkennen und angreifen könnten. Damit ist im

Grundsatz gewährleistet, dass sie ihre Zellgifte nicht auf eigenes Gewebe richten.

Trotz all dieser Vorsichtsmaßnahmen kann es jedoch zu irrtümlichen Angriffen auf gesundes Gewebe kommen, was chronische Entzündungen und Autoimmunkrankheiten auslöst.

Zwei Wochen lang dauern die Reifung der T-Zellen im Thymus und ihre Eignungsprüfung.

Die Chance, dass eine T-Zelle die Tests besteht, ist 1:30. Von den 60 Millionen, die täglich gebildet werden, schaffen es nur zwei Millionen.

Ein sehr aufwändiger Prozess, den sich die Natur ausgedacht hat, aber wohl der einzig Erfolg versprechende.

Die nun „naive" T-Zellen genannten Zellen besiedeln Lymphknoten und andere Organe des Lymphsystems. Dort halten sie sich für ihren Einsatz bereit.[7]

Einsatz im Kampf gegen veränderte Zellen

Bis aus einer harmlosen jungen T-Zelle, die bislang nur gelernt hat, gesunde und kranke Körperzellen zu unterscheiden, eine tödliche Waffe wird, muss noch viel geschehen. Sie muss sich grundlegend ändern und ganz neue Fähigkeiten an den Tag legen.

Die Anlagen dazu trägt sie in ihrem Erbgut, die erforderlichen Gene liegen aber zunächst abgeschaltet vor.

Trotz der sorgfältigen und aufwändigen Auslese der naiven T-Zellen, hat die Evolution sie als so gefährlich eingeschätzt, dass sie nicht selbst auf die Suche nach einer entarteten Zelle gehen dürfen. Zu groß ist die Gefahr, dass es trotz aller Vorsichtsmaßnahmen zu Fehlern kommen kann.

T-Zellen warten in den Lymphknoten auf ihren Einsatzbefehl. Den erhalten sie von den dendritischen Zellen. Diese vielarmigen Zellen sind die Zuträger für die T-Zellen. Auf ihren Streifzügen durch den Körper sammeln sie unentwegt Teile von Zellen und fremden Stoffen ein, die sie in ihr Zellinneres aufnehmen, und eilen damit zu den naiven T-Zellen.

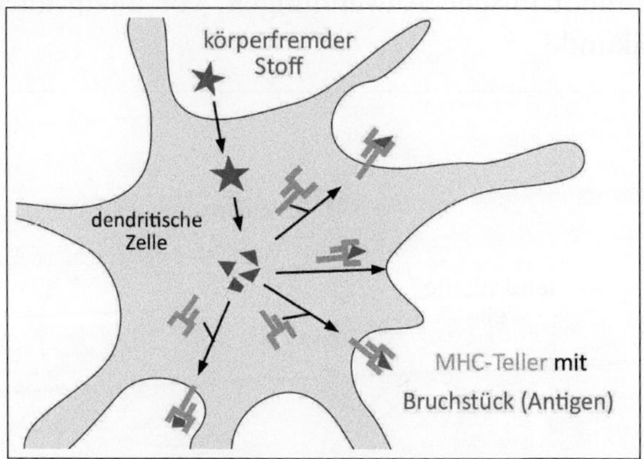

Abb. 4.11: Dendritische Zelle verarbeitet Fremdstoff und präsentiert Antigene auf MHC-Teller

Auf dem Weg dorthin spalten sie, wie Abbildung 4.11 zeigt, die Fremdkörper auf, verbinden die Bruchstücke mit eigens dafür hergestellten MHC-Tellern und präsentieren beides auf ihrer Zellhülle. Durch diese Oberflächenmoleküle informieren sie die T-Lymphozyten über den Zustand des Körpers.

Zeigen sie nur Splitter vor, die von gesunden Körperzellen stammen, gibt es keine Reaktion. Teile von etwas Fremdem aber lösen Alarm aus. Die T-Zellen, die das präsentierte Antigen erkennen und zugleich eine Bindung mit dem Präsentierteller MHC der dendritischen Zelle aufbauen, sind die richtigen. Sie können auch den originalen Eindringling identifizieren.

Durch den Kontakt mit der dendritischen Zelle werden Signale bis in den Zellkern der T-Zelle geleitet. Dort verändern sie gezielt die Schaltung bestimmter Gene. Damit wandeln sich Fähigkeiten und Verhalten der T-Zelle.

Da T-Zellen für den Kampf gegen Krebs so wichtig erachtet werden, hat man alles daran gesetzt, den Vorgang aufzuklären.

Das Wissen darüber, wie T-Zellen aktiviert werden und unter welchen Umständen sie Zellen vernichten, versprach neue Ansätze für medizinische Anwendungen, vor allem auch in der Krebsheilkunde.

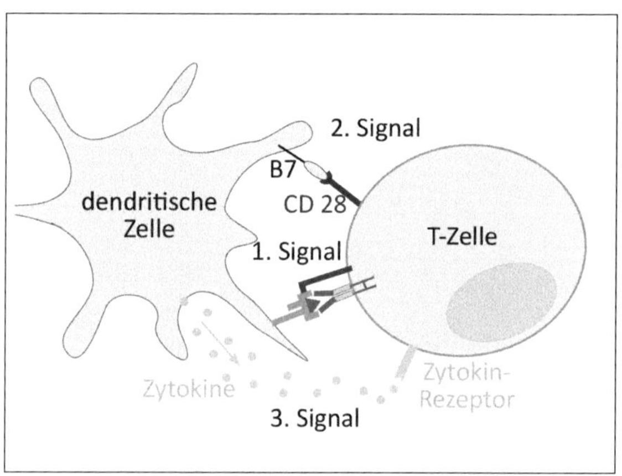

Abb. 4.12: Aktivierung der T-Zelle

In Abbildung 4.12 ist die Aktivierung der naiven T-Zelle dargestellt.

Es sind mehrere Signale nötig, um die Veränderungen in ihr auszulösen. In erster Linie muss der T-Zell-Rezeptor einschließlich seines CD4 bzw. CD8 genau zu dem MHC der dendritischen Zelle und dem darauf liegenden Antigen passen. Daneben spielt aber auch die Bindung weiterer Oberflächen-Eiweiße der beiden Partner eine wichtige Rolle.

Das Zusammentreffen bewirkt Veränderungen in beiden Zellen. Die dendritische Zelle fängt an, Zytokine[†] auszuschütten, mit denen sie die Umwandlung der T-Zelle anregt und unterstützt.

Die T-Zelle teilt und vermehrt sich und baut eine ganze Armee

[†]Zytokine sind Eiweiße, die von Zellen gebildet werden und als Botenstoff auf andere Zellen einwirken. Sie können Wachstum, Reifung und Vermehrung von Zellen einleiten oder regulieren, aber auch Zellen angreifen und zerstören.

kampfbereiter Klone[‡], die alle auf ein einziges fremdes Merkmal als Ziel eingeschworen sind.

Eine Krebszelle erzeugt verschiedene Antigene. Sie werden von dendritischen Zellen aufgenommen und vorgezeigt. Dadurch fühlen sich unterschiedliche T-Zellen angesprochen und bilden ihre eigenen Klon-Armeen aus.

Um die zeitliche Entwicklung der Abwehrmaßnahme zu steuern, differenzieren sich die Zellen der Klone. Aus T-Zellen mit dem CD8-Kennzeichen entstehen die eigentlichen Angreifer, die zelltötenden T-Zellen, sowie CD8-T-Gedächtniszellen. Aus T-Zellen mit dem CD4- anstelle des CD8-Moleküls gehen T-Helferzellen, regulatorische T-Zellen und CD4-T-Gedächtniszellen hervor.

Alle haben sie ihre speziellen Aufgaben:

- Zelltötende T-Zellen (nach ihrem MHC-Erkennungseiweiß auch $CD8^+$-T-Zellen genannt) vernichten die erkannten Feinde, indem sie in ihnen das Selbstmordprogramm anschalten.

- T-Helferzellen locken durch Botenstoffe weitere Immunzellen an und geben B-Zellen das Signal, Antikörper herzustellen und damit den Kampf zu unterstützen.

- Regulatorische T-Zellen kommen erst langsam ins Spiel. Sie dämpfen die Angriffslust der zelltötenden T-Zellen und stimmen sie wieder friedlich.

- CD8- und CD4-Gedächtniszellen sind langlebig und halten sich für eine erneute Auseinandersetzung mit demselben Antigen Monate bis Jahre einsatzbereit. Taucht es wieder auf, dann verwandeln sie sich in kürzester Zeit in zelltötende T-Zellen und T-Helferzellen und stürzen sich in den Kampf.

[‡]Ein Zell-Klon ist eine Gruppe von Zellen, die alle von einer einzigen Zelle abstammen.

Vom Erkennen des Antigens bis zum Auftreten der Armeen von T-Zell-Spezialisten vergehen einige Tage. Erst nach dieser Vorbereitungszeit kann das lernfähige, erworbene Immunsystem dem angeborenen zu Hilfe kommen.

Die $CD8^{+}$- und T-Helfer-Zellen machen sich auf die Suche nach dem irgendwo im Körper befindlichen Feind. Sie strömen durch Blut- und Lymphbahnen und dringen auch in Gewebe ein.

Hat eine zelltötende T-Zelle eine entartete Zelle anhand des MHCs und dem zu ihrem Rezeptor passenden Antigen darauf gefunden, so heftet sie sich an und sondert Giftstoffe ab (Abbildung 4.13). Spezielle Zytokine hinterlassen in der angegriffenen Zellhülle Poren und ermöglichen, dass ebenfalls abgegebene Enzyme eindringen und den Zelltod auslösen.

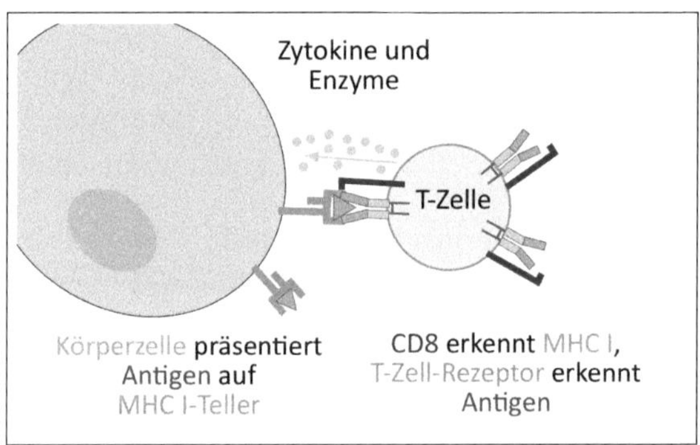

Abb. 4.13: T-Zelle erkennt Antigen auf Körperzelle

Genauso wichtig wie die geordnete Heranreifung zur zelltötenden T-Zelle ist die Beendigung ihres Einsatzes. Nach wenigen Tagen des Gefechts, normalerweise wenn der Feind besiegt ist, beginnt sie, auf ihrer Oberfläche bestimmte Zuckereiweiße auszubilden, über die sie den Befehl empfangen kann, ihre Angriffe einzustellen. Es ist eine Vorsichtsmaßnahme des Abwehrsystems, damit nicht „marodierende“ zelltötende T-Zellen trotz aller Auslese gesunden Körperzellen schaden.

Der Befehl kommt von der Gruppe der regulatorischen T-Zellen, die sich inzwischen gebildet haben. Mit besonderen Oberflächenmolekülen nehmen sie Kontakt mit den neu gebildeten Antennenmolekülen der zelltötenden T-Zellen auf und geben ihnen dadurch das Signal, alle Kampfhandlungen zu beenden.

Jede T-Zelle ist wegen ihrer ganz individuellen Art von T-Zell-Rezeptoren Spezialist für die Erkennung eines bestimmten präsentierten Merkmals. Alle T-Zellen zusammen gewährleisten durch ihre riesige Anzahl und die Vielfalt ihrer Rezeptoren, dass diese Spezialtruppe alle möglichen fremden Strukturen auf Körperzellen bemerken.

T-Zellen können jedoch nur kranke Körperzellen ausfindig machen, wenn diese einen MHC vorweisen können. Deshalb macht sein Fehlen die veränderten Zellen für T-Zellen unsichtbar, sie entgehen der Vernichtung.

Diese Lücke in der Abwehr füllen die **Natürlichen Killerzellen**. Sie gehören zwar dem angeborenen Abwehrsystem an, doch lässt sich ihre Wirkungsweise im Zusammenhang mit den T-Zellen besser verstehen.

Auf ihren Kontrollgängen prüfen sie, ob Zellen, denen sie begegnen, einen MHC tragen oder nicht. Jede Zelle ohne MHC stufen sie als dem Körper nicht zugehörig ein. In Abbildung 4.14 ist dargestellt, wie Natürliche Killerzellen (NK) auch Körperzellen ohne oder mit fehlerhaftem MHC ohne weitere Abfragen angreifen und sie mit einem Gemisch aus giftigen Eiweißen schließlich auflösen.

Während Natürliche Killerzellen reagieren, wenn das MHC-Merkmal auf der Zelloberfläche fehlt, werden die T-Lymphozyten aktiv, wenn auf der Präsentierfläche des MHCs etwas Fremdes liegt. Durch diese unterschiedlichen Vorgehensweisen sichert sich das Immunsystem doppelt ab.

Das klingt, als könnte es gar keinen Krebs geben, aber manche Krebszellen haben Abwehrmöglichkeiten gegen die Angriffe der körpereigenen Abwehr entwickelt und verstehen, sich zu

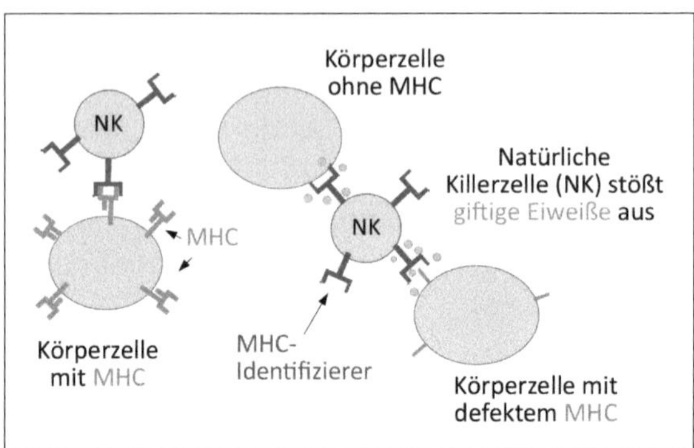

Abb. 4.14: Natürliche Killerzellen überprüfen Zellen auf MHC

verteidigen. Ziel im Kampf gegen Krebs ist es heute daher, vor allem T-Zellen und vereinzelt auch Natürliche Killerzellen zu ertüchtigen.

Die verschiedenen Immunzellen kurz zusammengefasst

angeborenes Immunsystem	erworbenes Immunsystem
Monozyten	B-Lymphozyten
Makrophagen	- naive B-Zellen
Granulozyten	- Plasmazellen
dendritische Zellen	- B-Gedächtniszellen
Mastzellen	T-Lymphozyten
Natürliche Killerzellen	- naive T-Zelle
angeborene lymphoide Zellen	- zelltötende T-Zellen (CD8-Zellen)
	- T-Helferzellen (CD4-Zellen)
	- regulatorische T-Zellen
	- T-Gedächtniszellen

Mastzellen, die hier der Vollständigkeit halber aufgeführt sind, stoßen bei Bedarf die Botenstoffe Histamin und Heparin aus und entfachen damit Entzündungsreaktionen. Sie spielen eine wichtige Rolle bei allergischen Reaktionen des Immunsystems.

Ohne noch einmal auf die tatsächlichen Erkennungsmechanismen einzugehen, lässt sich die Wirkungsweise der verschiedenen Abwehrsysteme an dem einfachen Farbbeispiel erläutern. Körperfremde Zellen oder Stoffe sind rot, gesunde körpereigene Zellen grün und veränderte oder entartete körpereigene Zellen grün mit andersfarbigen Punkten. Dann lässt sich sagen:

- Die Granulozyten und Makrophagen des angeborenen Immunsystems greifen alles an, was rot ist.
- B-Zellen stellen Antikörper gegen alles her, was nicht grün ist.
- T-Zellen richten sich gegen grüne Zellen, die farbige Punkte bekommen haben.
- Natürliche Killerzellen gehen gegen alle Zellen vor, denen ein bestimmtes Kennzeichen grüner Zellen fehlt.

Die Anpassungsfähigkeit des Immunsystems beruht auf der Eigenart seiner B- und T-Lymphozyten, eine unermesslich große Anzahl unterschiedlicher Rezeptoren hervorzubringen, die alle denkbaren äußeren Kennzeichen eines fremden Stoffes erkennen. So ist, auch wenn sich ein Erreger verändert oder ganz neue Parasiten auftauchen – und das geschieht ständig, wie Grippeepidemien und das Auftauchen von Ebola, Zika oder Corona zeigen – das Immunsystem in jedem Fall gerüstet.

Was uns, vom Ergebnis her betrachtet, als Anpassung erscheint, besteht eigentlich darin, bei Gefahr von den bereits vorhandenen Abwehrwaffen die jeweils passende zu ermitteln und zu vermehren.

Die Vielzahl der Immunzellen und ihrer Wechselwirkungen ist wahrlich verwirrend. Dabei hat die Darstellung oben nur die Oberfläche angekratzt, in Wirklichkeit ist die Immunabwehr noch viel komplizierter und muss es auch sein. Denn ein solches

System, das so tief in die Lebensvorgänge eingreift, verlangt eine sehr strenge Kontrolle.

Viele weitere Regelkreise, die das Wirken der Körperabwehr beeinflussen, beginnt man erst zu verstehen. Täglich aber erscheinen Berichte, die dem Bild des Immunsystems ein neues Mosaiksteinchen hinzufügen.

4.5 Grenzen des Immunsystems bei Krebs

Die Ansammlung gesunder Zellen in einem Organismus bildet eine wohl geordnete Gemeinschaft. Alle Zellen fügen sich harmonisch in ihre Umgebung ein. Dieses Verhalten ist lebensnotwendig und Kennzeichen aller Vielzeller.

Besonders eindrucksvoll kann man es bei der Entstehung eines Menschen aus der befruchteten Eizelle beobachten: Die ganze Entwicklung ist minutiös im Erbgut abgelegt. Es gibt keinen Manager, der als Projektleiter die Vorgänge steuert. Die durch Teilung der befruchteten Eizelle entstehenden neuen Zellen übernehmen in ihrem Zusammenspiel diese Aufgabe. Die ersten Zellen, die noch zu einem vollständigen Lebewesen heranwachsen können, spezialisieren sich schrittweise, um die unterschiedlichen Gewebe und Organe zu bilden, und wandern an den für sie vorgesehenen Platz.

Alles dies spielt sich in Abstimmung mit den umgebenden Zellen ab. Kommunikation ist dabei das A und O. Die Zellen untereinander geben sich die Signale für Wanderung und Wachstum und ebenso Rückmeldungen und Stoppimpulse. Schließlich sollen die Augen nicht größer als der Kopf werden.

Die Zellen unterwerfen sich bedingungslos diesem Gruppenzwang. Wenn es erforderlich ist, lösen sie auf ein entsprechendes Signal hin sogar ihren eigenen Zelltod aus.

Nur mit dieser hohen Disziplin ist es möglich, durch das Zusammenspiel von autonomen Zellen die hochkomplexen Abläufe im menschlichen Organismus aufrecht zu erhalten.

Krebszellen unterscheiden sich grundlegend von den übrigen Körperzellen. Sie haben aufgehört, sich als Mitglied der Gruppe zu verhalten, führen ein Eigenleben und gehorchen nicht mehr den Steuersignalen ihrer Umgebung.

Gegen die Interessen des Ganzen fangen sie an, zu wachsen und sich zu teilen. Manche verlassen sogar ihren Platz und gehen auf Wanderschaft. Auf Signale, die sie sonst davon abhalten, reagieren sie nicht mehr.

Sie sind geleitet vom Selbsterhaltungstrieb, einem der elementarsten Merkmale des Lebens. Das zeigt sich in ihrer ungebremsten Vermehrung und in ihrem erbitterten Kampf ums Überleben in einer feindlichen Umwelt.

Noch Anfang des Jahrhunderts war umstritten, ob das Immunsystem Krebs überhaupt bekämpfen kann. Für seine Fähigkeit sprachen spontane Heilungen, die jedoch äußerst selten vorkommen. Auf der andern Seite fanden Mediziner Belege, dass Immunzellen Tumore dulden, ja sogar fördern.

Da wir heute wissen, dass die Körperabwehr grundsätzlich in der Lage ist, Tumore zu beseitigen, stellt sich die Frage, wie es der Krebs dann schafft, eine so schlagkräftige Waffe wie die Immunzellen abzuwehren?

Den Grund sehen Immunforscher in der Fähigkeit von Krebsgeschwülsten und auch einzelnen Krebszellen wie etwa beim Blutkrebs, ihre Bösartigkeit zu verschleiern und sich gegen Angriffe des Immunsystems einfallsreich zu behaupten.

Eine ganze Reihe von Überlebensstrategien wurde beobachtet:

- So wird von einem Lungenkrebsgewebe berichtet, das Immunangriffe dämpft, indem es ein bestimmtes „besänftigendes" Eiweiß ausschüttet, das während der frühen Schwangerschaft gebildet wird – dort um den Embryo, der ja fremd für die mütterliche Immunabwehr ist, gegen deren Angriffe abzuschirmen.

- Einigen Brustkrebszellen gelingt es, Fresszellen (Makrophagen) so umzuprogrammieren, dass diese das Wachstum der Krebszellen ankurbeln, anstatt sie zu vertilgen.

- Auch Zellen, die den Tumor verlassen, um sich an anderer Stelle anzusiedeln, findet man im Blut verbündet mit Granulozyten. Diese dienen ihnen als Eskorte und fördern ihr Wachstum.[8]

- Manche Krebsarten locken Zellen an, deren Aufgabe es ist, die Aggressivität von T-Zellen wieder herunter zu regeln. Dazu gehören die regulatorischen T-Zellen und bestimmte Arten von dendritischen Zellen und Makrophagen. Eingenistet im Tumor, schützen sie ihn vor Angriffen des Immunsystems.

- In Krebsgeweben wurden auch Eosinophile nachgewiesen, eine der vielen Arten weißer Blutzellen vom Typ der Granulozyten. Normalerweise locken sie zelltötende Immunzellen an, hier aber waren sie irgendwie vom Tumor ausgebremst und wie gelähmt.

- Selbst T-Zellen, die offensichtlich krankhafte Merkmale erkannt haben, kann man in bösartig verändertem Gewebe vorfinden, aber sie sind untätig. Auf rätselhafte Weise ist ihrem Angriff die Schlagkraft genommen. Man vermutet, dass sie dort mit Milchsäure „betäubt" werden, einem für Krebszellen typischen Stoffwechselprodukt.[9]

- Dann kommt es vor, dass entartete Zellen gar keine körperfremden Merkmale mehr vorzeigen, denn unter dem Einfluss des Immunsystems findet im Tumorgewebe ein Ausleseprozess statt, in dessen Verlauf auffällige Zellen abgetötet werden und Zellen überleben, die für die Abwehr unsichtbar sind.

- Ganz allgemein sind Wandlungs- und Anpassungsvermögen ein Kennzeichen von Krebszellen. Sie reagieren auf Änderungen in ihrer Umgebung und passen sich so an, dass sie möglichst überleben. Gefürchtet sind Veränderungen, die Tumore gegen die eingesetzten Medikamente unempfindlich machen.

Die Beispiele zeigen: Tumorzellen nutzen alle im Körper vorhandenen Möglichkeiten zu ihrem Vorteil. Die verschiedenen Regelkreise und Signal- und Botenstoffe, die der Körper einsetzt, um etwa seine gesunden Zellen vor der körpereigenen Abwehr zu schützen, bieten die nötigen Ansatzpunkte. Dazu kommt die Fähigkeit, im Erbgut der Keimzelle des Krebses stillgelegte Bereiche wieder zu aktivieren.

Krebs und Körperabwehr kämpfen also mit den gleichen Waffen. Daher hat es das Immunsystem schwer, Krebsgewebe zuverlässig zu beseitigen.

Das Wissen über Immunzellen, über ihre Wechselwirkungen mit Krebszellen und deren Maßnahmen zum Selbsterhalt ist verhältnismäßig jung. Aber erst diese Forschungsarbeiten machten es möglich, Ansatzpunkte zu finden, mit denen sich die Selbstverteidigung der Krebsgeschwüre schwächen lässt. Die daraus bereits entwickelten Therapien stehen noch am Anfang. Einige sind bereits zugelassen, andere werden an zunächst kleinen Patientengruppen erprobt.

Was aus dem Kapitel Immunsystem mitgenommen werden soll

- Das menschliche Immunsystem schützt uns vor eindringenden Schädlingen. Es hält sie an äußeren Barrieren, Haut und Schleimhäuten, in Schach und bekämpft sie im Innern mit Immunzellen und Immun–Eiweißen.
- Es tötet auch eigene Zellen ab, wenn sie infiziert oder entartet sind.
- Das angeborene Immunsystem reagiert reflexartig innerhalb von Minuten auf Grund von Informationen im Erbgut.
- Das erworbene oder anpassungsfähige Immunsystem benötigt eine Anlaufzeit von Tagen. Während dieser Zeit werden zelltötende T-Lymphozyten aktiviert und stark vermehrt und B-Zellen angeregt, für jeden Gegner passgenaue Antikörper herzustellen, die seinen Untergang einleiten. Außerdem speichert es die Kenndaten des erfolgreich bekämpften Feindes in gesonderten Gedächtniszellen. So ist es bereit, ihn bei erneutem Erscheinen sofort mit den bewährten zelltötenden T-Zellen und Antikörpern anzugreifen.
- Das Immunsystem erkennt und beseitigt auch die allermeisten krankhaft mutierten eigenen Zellen.
- Die zu einem Krebs entarteten Körperzellen wehren sich gegen das Immunsystem, indem sie seine Vorkehrungen zum Schutz gesunder Körperzellen zweckentfremden.
- Immuntherapien unterstützen das körpereigene Abwehrsystem. Sie drängen den Einfluss der Tumorzellen zurück und stärken und vermehren die zelltötenden Immunzellen.

5 Immuntherapien

Durchbruch, Revolution, Paradigmenwechsel. Das sind die Begriffe, mit denen Krebsmediziner beschreiben, wie sehr Immuntherapien ihr Fachgebiet gerade umwälzen. Die Entwicklung hat ein Stadium erreicht, in dem sie nicht mehr voranschreitet, sondern geradezu voranrast.

Dank dem schnell wachsenden Wissen über die Mechanismen des körpereigenen Abwehrsystems und die Verteidigungsstrategien des Krebses ist man heute in der Lage, gezielter denn je in die Entwicklung von Krebserkrankungen einzugreifen.

Seit über vierzig Jahren überbieten sich Forscher mit neuen Ideen, die gewonnenen Erkenntnisse über das Immunsystem zum Nutzen der Patienten bei der Krebsbekämpfung einzusetzen.

So haben Onkologen eine ganze Reihe von Signalwegen und Wirkstoffen gefunden und neue Therapien erdacht, die sie in den verschiedenen Phasen klinischer Studien[†] prüfen. Stichworte sind: Zytokinbehandlung, adoptive Immuntherapie, CAR-T-Zell-Therapie, Checkpoint-Inhibition oder Kontrollpunkthemmung, Präzisionsonkologie, Antikörperbehandlung, Impfung gegen Krebs ….

Diese Bezeichnungen sind nicht alle klar gegeneinander abge-

[†]Die Entwicklung von Medikamenten und Behandlungsmethoden folgt strengen Regeln, die auf den „Code of Federal Regulations“ der US-amerikanischen Food and Drug Administration FDA (Behörde für Lebens- und Arzneimittel) zurückgehen. Demnach sind klinische Studien in mehrere Phasen unterteilt. In Studien der Phase I wird die Verträglichkeit und Sicherheit einer Behandlung an gesunden Freiwilligen überprüft. In Phase II ermittelt man die Wirksamkeit bei Patienten und die geeignete Dosis. Ziel von Phase III ist der Nachweis einer deutlichen Wirksamkeit. Er ist Voraussetzung für die Marktzulassung.

grenzt, teilweise überschneiden sie sich. Auch ergänzen sich die Verfahren und werden deshalb oft erfolgreich kombiniert.

Wegen der schnellen Entwicklung der verschiedenen Ansätze kann dieses Buch nur eine Momentaufnahme sein. Es lässt sich nicht vorhersagen, welche der Techniken sich letztendlich durchsetzen werden oder ob demnächst ganz neue Techniken in den Vordergrund treten. Allen, auch den zukünftigen Methoden aber ist gemeinsam, dass ihrer Arbeitsweise die beschriebenen Kenntnisse über das Immunsystem zugrunde liegen.

Dass die schnell aufeinander folgenden Erfolgsmeldungen große Hoffnungen bei von Krebs Betroffenen wecken, ist nur zu verständlich. Aber der Weg bis zu zuverlässig wirksamen Behandlungsmethoden und völliger Gesundung ist noch weit.

Geschichte der Immuntherapien gegen Krebs

Schon 1867 beobachtete der Bonner Chirurg Wilhelm Busch, dass sich der Tumor einer Patientin nach einer Wundrose-Infektion im Krankenhaus zurückbildete.

Man deutete dies so, dass der Kontakt mit den Wundrose-Erregern die Körperabwehr offenbar aufgerüttelt und ihre Angriffe auch auf den Tumor gelenkt hatte.

Der Bericht brachte Mediziner wie Robert Koch oder Emil von Behring auf den Gedanken, Extrakte von Krankheitskeimen in die Haut der Kranken oder direkt in den Tumor zu spritzen. Oft konnten sie damit eine vorübergehende Schrumpfung der Geschwülste erreichen – eine frühe Form der Krebs-Immuntherapie.

Die Wissenschaftler damals wussten sich nicht zu erklären, wie sie die Körperabwehr des Patienten gestärkt hatten und was dabei im Einzelnen geschah, aber sie vermuteten, wie Paul Ehrlich es 1909 ausdrückte, dass es im Körper zelluläre Kräfte gibt, die Krebs erkennen und zerstören können.[10]

Etwas deutlicher als Paul Ehrlich formulierte Frank M. Burnet die Ursachen für die Entstehung von Krebs. 1957 stellte der australische Mediziner und Nobelpreisträger von 1960 die

Hypothese auf, dass es ständig zur Entstehung von entarteten Zellen kommt, die aber vom Immunsystem erkannt und zerstört werden. Nur wenn es den Tumorzellen gelingt, seinen Angriffen zu entkommen, entstehen Krebserkrankungen.[11]

Nach und nach konnte diese Theorie in der Praxis bestätigt werden.

Dann ging es Schlag auf Schlag:

- 1970 erfolgten die ersten Laborversuche mit Antikörpern gegen Krebszellen.

- In den 1980er Jahren testete man unspezifische Immuntherapien, die mit Zytokinen wie Interferon-alpha und Interleukin-2 dem Krebs zu Leibe rückten.

- 1990 wurde entdeckt, dass manche Krebszellen Oberflächenstrukturen ausbilden, mit denen sie angreifende T-Zellen lähmen, und dass sich diese Abwehrmaßnahme durch bestimmte Antikörper, die sogenannten Kontrollpunkt-Hemmer, blockieren lässt.

- 2011 erhielt erstmals ein solcher Kontrollpunkthemmer (Ipilimumab, Handelsname Yervoy®) für Patienten mit fortgeschrittenem schwarzem Hautkrebs, dem malignen Melanom, die Zulassung.

- 2015 kam mit Imlygic® ein erster Impfstoff mit Krebs zerstörenden Viren auf den Markt. Er ist in der EU für die Behandlung von fortgeschrittenem schwarzem Hautkrebs zugelassen.

- 2017 gipfelten die verschiedenen Ansätze, die für die Bekämpfung eines individuellen Krebses geeigneten T-Zellen zu vermehren und zu stärken, in der Zulassung der beiden ersten CAR-T-Zelltherapien. Hier kommen T-Zellen zum Einsatz, die mit zusätzlichen künstlichen Antigenrezeptoren ausgestattet wurden.[12]

Wie stürmisch die Entwicklung verläuft, lässt sich an der Zahl neuer Medikamente ablesen. Zurzeit stehen über 2000 neue Anti-Krebs-Präparate in der Erprobung. Und das ist erst der Anfang.

Der Marktforscher GBI Research prognostizierte schon Ende 2016, dass die Umsätze mit Medikamenten für die Immuntherapie gegen Krebs weltweit stark steigen und im Jahr 2022 etwa 76 Milliarden Dollar erreichen werden.[13]

5.1 Immunstrategien gegen Krebs

Immuntherapien greifen die Krebszellen nicht direkt an, sondern haben allgemein das Ziel, die körpereigenen Abwehrkräfte aufzurütteln und in die Lage zu versetzen, Krebszellen besser zu erkennen und sie abzutöten.

Die meisten der heute verfügbaren Immuntherapien basieren auf T-Zellen oder beziehen sie zumindest mit ein, denn T-Zellen sind die Spezialkräfte des Körpers, wenn krankhaft veränderte Zellen zu bekämpfen sind. Sie eignen sich gleich aus mehreren Gründen:

- T-Zellen können beliebige bösartige Tumore an deren Antigenen erkennen.

- Sie erreichen jede Stelle des Körpers, dringen auch in Krebs-Geschwülste und ins Gehirn vor und spüren gestreute Absiedlungen des Krebses auf.

- Sie sind von Natur aus in der Lage, entartete Körperzellen mit auflösenden Enzymen und Zellgiften abzutöten.

- Jede T-Zelle kann sich zu einer Klonarmee vermehren.

- Indem T-Zellen ein Gedächtnis für ihren speziellen Feind ausbilden, wirken sie, wie in Abbildung 5.1 gezeigt, über den

Behandlungszeitraum hinaus[14] und können ihn bei einem Wiederauftauchen nach einer Behandlung ohne zeitliche Verzögerung angreifen.

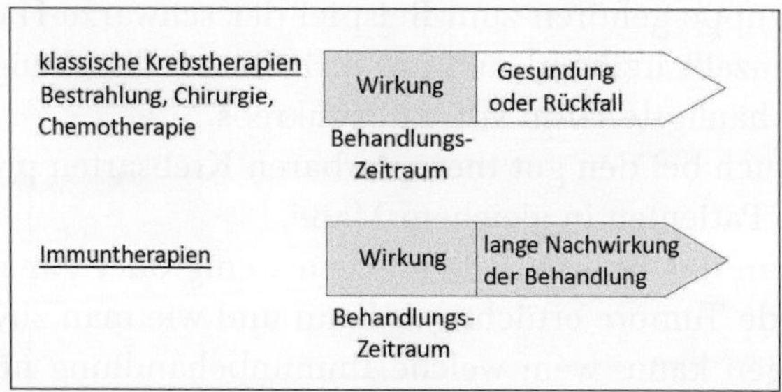

Abb. 5.1: Zeitlicher Ablauf der Behandlung und Wirkungsdauer von Krebstherapien

Gegenwärtig werden hauptsächlich folgende Ansätze verfolgt:

- die Entnahme, Auslese und Vermehrung der patienteneigenen T-Zellen, die sich zurück im Erkrankten in großer Zahl auf die Krebszellen stürzen und sie vernichten sollen (adoptive Immuntherapie)

- die genetische Aufrüstung von T-Zellen mit natürlichen oder künstlichen Rezeptoren, die entartetes Gewebe zielgenau aufspüren und seine Zerstörung einleiten sollen (z. B. CAR-T-Zell-Therapie)

- die Unterstützung des T-Zellangriffs durch Beseitigung oder wenigstens Schwächung der Abwehrmaßnahmen des Tumors mit monoklonalen Antikörpern (Kontrollpunkthemmung)

- Die Erzeugung künstlicher Antikörper, die gezielt die Lebenskraft von Krebsgeschwülsten schwächen und indirekt T-Zellen einen Vorteil verschaffen (Antikörpertherapie).

- Entwicklung von Impfstoffen gegen Krebs.[15]

Die verschiedenen Vorgehensweisen werden im Folgenden genauer beschrieben.

Dabei zeigt sich, dass es Tumorarten gibt, die auf eine Immuntherapie gut ansprechen, während andere nicht reagieren. Zur ersten Gruppe gehören zum Beispiel der schwarze Hautkrebs, das Nierenzellkarzinom[†] und das nicht-kleinzellige Lungenkarzinom, die häufigste Form von Lungenkrebs.

Aber auch bei den gut therapierbaren Krebsarten profitieren nicht alle Patienten in gleichem Maße.

Wie man das Immunsystem gegen wenig oder gar nicht ansprechende Tumore ertüchtigen kann und wie man zuverlässig vorhersagen kann, wem welche Immunbehandlung nützt und welche nicht, ist bisher noch nicht vollständig geklärt und wird intensiv untersucht.

5.2 Die adoptive T-Zell-Therapie

Eine der ersten erfolgreichen Immuntherapien war die adoptive T-Zell-Therapie. Noch als viele Forscher grundsätzlich Zweifel daran hegten, ob T-Zellen tatsächlich Krebs zur Strecke bringen können, bewiesen andere mit dieser Methode, dass sie zumindest unter geeigneten Bedingungen dazu in der Lage sind.

Bei der in Abbildung 5.2 dargestellten adoptiven T-Zell-Therapie entnehmen Ärzte dem Patienten Krebsgewebe und lösen die dort eingewanderten T-Zellen heraus. Es sind Zellen, deren Angriff zum Stillstand gekommen ist. Wenn sie auch den Tumor nicht erfolgreich bekämpft haben, so ist doch davon auszugehen, dass sie zumindest die entarteten Zellen als krank erkannt haben, also die richtigen Rezeptoren besitzen, um genau gegen diesen Tumor vorzugehen.

Bei Blutkrebs befinden sich die gegen den Krebs aktivierten T-Zellen im Blut und lassen sich daraus gewinnen.

[†]Karzinom bezeichnet ein Krebsgeschwulst, das von Haut- oder Schleimhautzellen ausgeht.

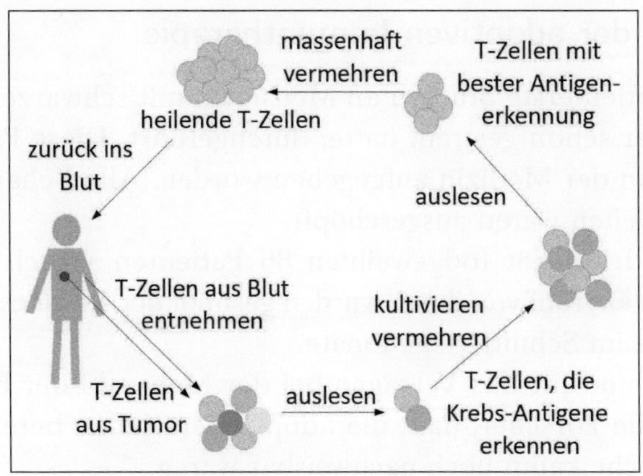

Abb. 5.2: Adoptive T-Zell-Therapie

Im Allgemeinen sind es mehrere verschiedene Rezeptoren, die angesprochen haben, denn Krebszellen bringen meist mehr als eine Sorte Antigene hervor.

Die herausgelösten T-Zellen sind das Material, aus dem man die heilenden Zellen für die Immuntherapie herstellt.

Sie werden in Nährlösung eingebracht und vermehrt. Ohne dem Einfluss des Tumors ausgesetzt zu sein, der ihre Kampfkraft geschwächt hat, erholen sie sich im Allgemeinen recht schnell.

Aus diesen Zellen werden in einem Test diejenigen ausgelesen, die sich gegen den persönlichen Krebs am aggressivsten verhalten, und mithilfe von Wachstum-anregenden Botenstoffen wie Interleukin-2 auf etwa 10 Milliarden Zellen vermehrt.

Nach rund sechs Wochen sind sie so weit, dass sie dem Patienten ins Blut zurückgegeben werden können. Er „adoptiert" seine eigenen lebenden T-Zellen.

Durch die große Zahl der Angreifer hofft man, die Abwehr des Krebses überrennen zu können.

Erfolge der adoptiven Immuntherapie

1988 wurden erste Studien an Menschen mit schwarzem Hautkrebs, der schon gestreut hatte, durchgeführt. Diese Patienten waren von der Medizin aufgegeben worden. Alle Behandlungsmöglichkeiten waren ausgeschöpft.

Jeder dritte der todgeweihten 86 Patienten sprach auf die Therapie an; fünf von ihnen wurden gesund, der Rest des Drittels überlebte im Schnitt vier Monate.

Als Grund für das Versagen bei der Mehrzahl der Kranken fanden die Forscher, dass die adoptierten Zellen bereits nach einer Woche kaum noch nachweisbar waren.

Was war mit ihnen geschehen?

Schon die Laborbedingungen – das weiß man inzwischen – entscheiden über die Überlebenschancen der kultivierten Zellen im Patienten.

Die Wissenschaftler beobachteten, dass sich die Zellen bei ihrer über Wochen hinziehenden Vorbereitung nicht nur vermehren, sie entwickeln sich auch in verschiedene Richtungen weiter und verlieren dabei zum Teil ihre wertvollen Eigenschaften, wie etwa ihre beeindruckende Teilungsfähigkeit.

Dazu kommt, dass die aufbereiteten T-Zellen, zurück im Körper, in der Nähe des Krebsgewebes wieder auf eine Umwelt treffen, die ihre Angriffskraft lähmt und sie erschöpft aufgeben lässt.

Als Gegenmaßnahme setzte man in einer anderen klinischen Studie Medikamente und Bestrahlung ein, um die Immunzellen abzutöten, die der schwarze Hautkrebs zu seiner Verteidigung umgepolt hatte und die ihn schützten. Erst dann übertrug man die vorbereiteten T-Zellen.

Die Ansprechrate[†] sprang auf über 72 % hoch, auch die Überlebenszeit der heilenden Zellen im Körper stieg an.

[†]Ansprechrate bezeichnet den prozentualen Anteil einer Gruppe von Patienten, die durch eine Behandlung eine Tumorrückbildung zeigen. Ansprechen bedeutet nicht Heilung.

Von den 25 Patienten, die nach verschiedenen Optimierungsschritten des Verfahrens behandelt wurden, haben fast die Hälfte nach Ende der dreijährigen Beobachtungsphase noch gelebt. Man konnte sehen, dass auch Jahre nach der eigentlichen Behandlung die Tumore weiter schrumpften.

Keine andere Behandlung für Patienten mit schwarzem Hautkrebs im Endstadium hatte je bessere Ergebnisse verzeichnen können![16]

In einer anderen klinischen Studie wurden neun Frauen mit Gebärmutterhalskrebs, der schon Metastasen gebildet hatte, behandelt. Zwei von ihnen wurden geheilt. Sechs Frauen reagierten jedoch nicht auf die Behandlung. Eine erfuhr eine nur kurzzeitige Verbesserung ihres Zustands.[17]

Auch andere Studien erbrachten den Beweis, dass die adoptive T-Zelltherapie die Rückbildung bestehender Tumore – von Brustkrebs, schwarzem Hautkrebs, Lymphomen[†] bis zu bestimmten Arten von Leukämie und Prostatakrebs – bewirken kann. Es gilt als erwiesen, dass sie grundsätzlich funktioniert.

Weiterentwicklung der adoptiven Immuntherapie

Nicht immer ist es möglich, Krebsgewebe zu entnehmen, um an die T-Zellen darin zu gelangen. Oft sitzt der Krebs an schwer- oder gar nicht zugänglichen Stellen im Körper, zu dicht an empfindlichen Gefäßen oder er enthält so wenige eingewanderte T-Zellen, dass sie als Grundlage einer Behandlung nicht ausreichen. Das ist besonders bei Kindern der Fall.

Ähnlich aussichtslos ist es, wenn die T-Zellen im Tumor schon so erschöpft sind, dass sie sich nicht mehr erholen können. Sie sind dann für eine adoptive Immuntherapie unbrauchbar.[18]

Um auch in solchen Fällen helfen zu können, wurden Methoden entwickelt, bei denen noch unspezialisierte weiße Blutzellen für den Kampf gegen Krebszellen trainiert werden.

[†]Tumore des Lymphsystems

Dazu „schult“ man naive T-Zellen aus dem Blut des Patienten an dendritischen Zellen, die Kennzeichen der Krebszellen tragen. Die so für das Krebsgewebe sensibilisierten T-Zellen werden vermehrt und dem Patienten wieder zugeführt.

Die Vorgehensweise ist in Kapitel 9.2 bei der Impfung mit dendritischen Zellen ausführlich dargestellt.

6 Gentechnisch veränderte T-Zellen

Eine Behandlung, bei der man auf Krebs ansprechende T-Zellen vermehrt und dem Patienten wieder zurückgibt, ist, wie sich zeigen ließ, bei einigen wenigen Fällen spektakulär erfolgreich. Für eine zuverlässige Heilung jedoch reicht sie dabei trotz vorausgegangener Chemotherapie nicht aus.

Es ist schwer unvorhersagbar, ob ein Patient auf die Therapie anspricht oder nicht.

Diese Unsicherheit führte zu einer Verlagerung weg von der reinen Vermehrung sensitiver T-Zellen zu gentechnischen Methoden. Sie machen es möglich, T-Zellen direkt mit den für die Bekämpfung des Krebses erforderlichen T-Zell-Rezeptoren auszustatten.

Noch weiter gehende Ansätze verändern die T-Zellen gezielt durch Einbau künstlicher, Krebs erkennender Rezeptoren. Ihr Wirkmechanismus unterliegt so noch stärker der menschlichen Einflussnahme.

Mit diesen Anwendungen wollen wir uns im Folgenden beschäftigen.

Die ursprüngliche adoptive T-Zell-Therapie bewies, dass die körpereigene Abwehr in der Lage ist, Krebs zu bekämpfen. Für eine gezielte Therapie sind die Erfolge aber unzureichend. Deshalb wurde nach Wegen gesucht, die Schlagkraft der T-Zellen zu erhöhen, und neben anderen Ansätzen auch in der Gentechnik gefunden.

Schon seit Jahren wissen Genetiker das Erbgut von Pflanzen und Tieren gezielt abzuwandeln, ihnen Eigenschaften zu nehmen oder neue einzupflanzen. Der Schritt zur Manipulation menschlicher Zellen, zur Gentherapie, war da nicht weit.

Sie ermöglicht heute, bei der adoptiven T-Zell-Therapie auf die T-Zellen, die in einen Tumor eingedrungen sind oder von Natur aus auf Antigene von Blutkrebs reagieren, zu verzichten. Man kann die moderne biotechnische Methode dazu nutzen, normale T-Zellen, die aus dem Blut gewonnen werden, mit genau den Rezeptoren zu versehen, die sie brauchen, um die persönlichen Krebszellen zu erkennen und zu bekämpfen.

Es können bewährte T-Zell-Rezeptoren sein oder auch völlig neuartige, von Menschen entworfene Molekülantennen.

Auch hierbei werden die heilenden T-Zellen im Labor für jeden Patienten eigens hergestellt.

6.1 Zusätzliche T-Zell-Rezeptoren

Molekularbiologen kennen inzwischen die Gene, die im Erbgut für den Bau von T-Zell-Rezeptoren (TCR) zuständig sind. Für Krebswissenschaftler von besonderem Interesse sind die Gene von Rezeptoren, die auf Krebs-Antigene ansprechen.

Um sie zu finden, wurde das Erbgut von T-Zellen, die bei der adoptiven Immuntherapie Wirkung gezeigt hatten, analysiert.

Man geht nun davon aus, dass deren T-Zell-Rezeptoren auch bei dem aktuell zu behandelnden Patienten mit Krebs des gleichen Typs geeignet sind, die Krebszellen zu finden und anzugreifen.

Am einfachsten wäre es, die T-Zellen des ursprünglichen Spenders zu vermehren und diese dem aktuellen Patienten zuzuführen. Das ist wegen der Abstoßung der körperfremden Zellen aber nicht ratsam. Man muss einen Umweg nehmen.

Den ermöglicht das Wissen über die Gene, also die Abfolge der DNA-Bausteine, die für den Bau der gefragten T-Zell-Rezeptoren zuständig sind. Inzwischen liegen die Baupläne vieler Rezeptoren gesammelt in sogenannten Genbibliotheken vor. Die wichtigen

Gene, die Rezeptor-DNA, sind auch körperlich verfügbar und können von dort bezogen werden.

Im Labor lassen sich die Rezeptor-Gene so in das Erbgut von T-Zellen eines beliebigen Patienten einfügen, dass sie dort wie jedes andere Gen funktionieren.

Die für den Bau des zusätzlichen Rezeptors notwendigen Gene werden dazu zunächst in das Erbgut von Viren eingebaut, die nicht krank machen, aber die Fähigkeit behalten haben, menschliche Zellen zu befallen und ihr Erbgut in das vorgefundene einzufügen. Mit diesen Viren, die als Genfähren dienen, infiziert man nun die T-Zellen.

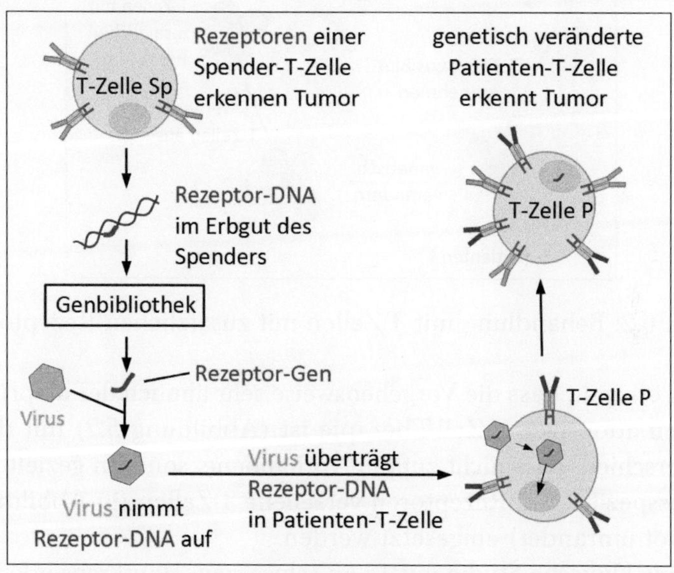

Abb. 6.1: Übertragung zusätzlicher Rezeptoren

Diese erhalten so die zusätzliche Information, um neben ihren eigenen Rezeptoren auch solche für das vorgegebene Krebs-Antigen herzustellen. Damit erlangen sie die Fähigkeit, die Krebszellen zu erkennen und zu vernichten.[19]

Die einzelnen Schritte des Übergangs der Erbinformation von

der Spenderzelle zur T-Zelle des Patienten sind in Abbildung 6.1 in Magenta dargestellt.

Bei einer Behandlung werden aus dem Blut des Patienten T-Zellen entnommen und gentechnisch so behandelt, dass sie den geeigneten Rezeptor tragen, sie werden vermehrt und ihm wieder ins Blut zurückgegeben. Abbildung 6.2 zeigt das Verfahren.

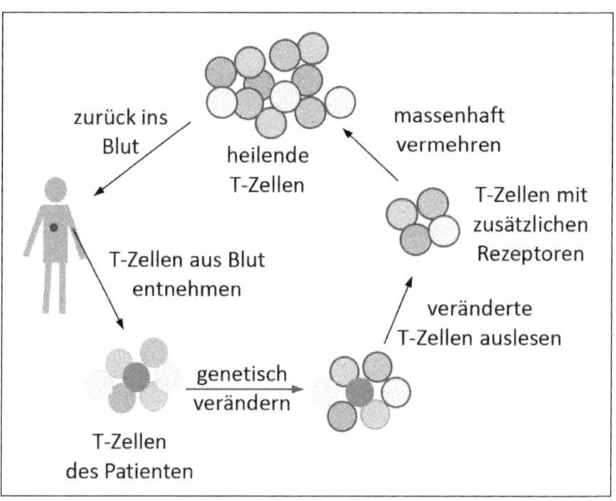

Abb. 6.2: Behandlung mit T-Zellen mit zusätzlichen Rezeptoren

Man erkennt, dass die Vorgehensweise sehr ähnlich der ursprünglichen adoptiven T-Zell-Therapie ist (Abbildung 5.2) mit dem Unterschied, dass nicht zufällig vorhandene, sondern gezielt mit krebsspezifischen Rezeptoren versehene T-Zellen (in Abbildung 6.2 rot umrandet) eingesetzt werden.

Eine klinische Studie mit 15 an schwarzem Hautkrebs erkrankten Patienten zeigte einen gewissen Erfolg: Die Ansprechrate lag zwar nur bei 13 %, aber die zwei erfolgreich Behandelten waren nach etwa zwanzig Monaten noch gesund.

Ihre schon großen und schnell wachsenden Geschwülste waren vollständig verschwunden, eine Heilung wie durch ein Wunder!

Ermutigt durch den Erfolg verfeinern und verbessern die Onkologen die T-Zellrezeptor-Therapie weiter.[20]

Inzwischen haben auch Pharmafirmen ihren Wert erkannt und treiben die Entwicklung voran. In Deutschland etwa hat Anfang 2018 eine klinische Studie der Firma Medigene unter Federführung des Universitätsklinikums Regensburg begonnen.

Ziel ist es, die Sicherheit und Wirksamkeit des Verfahrens bei Patienten mit Leukämie oder Lymphknotenkrebs zu testen.[21]

Bei Erfolg könnte diese Immuntherapie in Zukunft die Stammzelltransplantation, die Standardbehandlung für diese beiden Krebsformen, ablösen. Das hätte den Vorteil, dass die der Transplantation vorgeschaltete sehr belastende Chemotherapie entfiele, die nahezu 20 % der behandelten Erwachsenen im ersten Jahr nicht überleben.[22]

6.2 Die Suche nach Angriffspunkten

Als ein grundsätzliches Problem aller Immuntherapien stellt sich die Frage nach den geeigneten Angriffspunkten, an denen die Abwehrzellen Krebszellen erkennen können, die aber nicht bei gesunden Zellen vorkommen.

Bei der adoptiven T-Zell-Therapie mit körpereigenen T-Zellen ist dies der Fall, aber schon bei der Übertragung der T-Zell-Rezeptoren von Spender-T-Zellen ist nicht mehr sicher, ob die so gewonnenen T-Zellen tatsächlich den Krebs des Patienten angreifen und nicht ungewollt auch gesunde Zellen.

Bei den im Folgenden beschriebenen Verfahren, bei denen Teile der Abwehrzellen synthetisch hergestellt und zum Andocken an Antigene der Krebszellen hin optimiert werden, ist es bislang noch nicht gelungen, Zelltherapien zu finden, die nicht auch gesunde Zellen schädigen.

Deshalb wird mit großem Aufwand nach geeigneten Antigenen gesucht.

Am sichersten sind zweifellos Antigene, die ausschließlich auf dem Krebsgewebe sitzen. Und da kommen vor allem solche in Frage, die durch Abweichung vom Normalen, durch Mutation, entstanden und daher ungewöhnlich aufgebaut sind. Sie werden auch Neo-Antigene genannt, weil sie während der Krebserkrankung im Körper neu auftauchen.

Seit über fünfzehn Jahren ist das menschliche Erbgut bekannt und seine Analyse soweit perfektioniert und empfindlich geworden, dass sie sogar die Erbanlagen einer einzelnen winzigen Krebszelle, diesen Hauch von DNA, komplett aufklären kann. Durch Vergleich der Gene von gesunder und entarteter Zelle ist es so möglich, die Mutationen, Brüche oder andern genetischen Schäden zu erkennen, die für die Entstehung und Ausbreitung des Tumors verantwortlich sein könnten.

Geeignete Neo-Antigene zu finden, ist bislang trotz aller Fortschritte ein aufwändiges und fehleranfälliges Unterfangen. Zunächst untersuchen Spezialisten das Erbgut des Tumors auf Mutationen, es wird dazu komplett entschlüsselt. Das allein schon nimmt viel Zeit in Anspruch.

Anhand der gewonnenen Daten liefern Vorhersageprogramme Hinweise, welche veränderten Merkmale auf der Oberfläche der entarteten Zellen auftauchen könnten.

Ob diese Moleküle tatsächlich gebildet werden, ist dann noch in langwierigen Versuchen an entnommenem Krebsgewebe im Labor zu überprüfen. Immerhin weiß man, wonach man suchen muss.

Ebenfalls abzuklären ist, ob die in enger Wahl stehenden Neo-Antigene nicht vielleicht doch auch auf lebenswichtigen Organen vorkommen.

Bei einem klinischen Versuch starb ein Behandelter, weil die verabreichten Zellen überraschenderweise nicht nur die entarteten Zellen angegriffen hatten, sondern auch seinen Herzmuskel. Wie sich herausstellte, trugen Zellen dort ein Merkmal, das mit dem Antigen zwar nicht identisch war, aber ihm ausreichend stark ähnelte. Um Unfälle dieser Art zu verhindern, sind vorklinische Untersuchungen dringend erforderlich.

Die Entwicklung schreitet rasant voran. Erbgutanalysen werden schneller und billiger, und auch die Bestimmung der tatsächlich auf dem Tumor vorhandenen Antigene wird bald mit Hilfe neuer Untersuchungsverfahren, die etwa auf der Massenspektrometrie† beruhen, deutlich einfacher und zeitsparender werden.[23]

Eine Überlegung zur Ursache für die Entstehung von Krebs kann die Suche nach krebstypischen Antigenen unterstützen: Auch wenn jeder Tumor seine ganz individuellen Mutationen entwickelt, sollten doch auch Veränderungen zu erwarten sein, die sich auf vielen Krebsgeweben selbst unterschiedlicher Herkunft finden.

Das könnte der Fall sein, wenn bei den verschiedenen Krebszellen die Ursache für ihre Entartung die gleiche ist, wenn also in ihrem jeweiligen Erbgut das gleiche Gen mutiert ist.

Hier kommen vor allem Tumor-unterdrückende Gene in Frage. Alle Zellen besitzen diese Gene, denn sie sind äußerst wichtig, wachen sie doch über die Unversehrtheit des Erbguts.

Wenn dieses etwa durch Umwelteinflüsse geschädigt ist, so stellt die Zelle nach den Bauplänen der Tumor-unterdrückenden Gene Eiweiße her, durch welche die Teilung der Zelle angehalten wird. Ihr bleibt so mehr Zeit, die Mutation sauber zu reparieren. Im Ernstfall, wenn der Schaden zu groß oder auch ein kleinerer Defekt nicht zu beheben ist, lösen sie den Selbstmord der kranken Zelle aus und die Krebsgefahr ist gebannt.

Funktionierende Tumorunterdrücker-Gene sorgen so dafür, dass eine Zelle nicht entarten kann. Im Umkehrschluss folgt, dass in entarteten Zellen diese Gene nicht mehr richtig arbeiten, also selbst entartet sind.

Tatsächlich entsteht ein Großteil der Krebskrankheiten, weil diese „Wächter des Erbguts" mutiert sind und bei ihrer wichtigen Aufgabe versagen. Mediziner schätzen, dass mehr als 50 %

---

†Bei der Massenspektrometrie werden Moleküle durch Elektronenbeschuss zerschlagen, die Bruchstücke nach Masse und Ladung aufgetrennt und bestimmt. Aus der Masseverteilung lässt sich dann die Struktur des Moleküls ermitteln.

der Tumore allein auf den Ausfall des bekanntesten Antitumor-Gens namens P53 zurückgehen.[24] Weitere Tumor-unterdrückende Gene sind identifiziert und auch die in ihnen vorkommenden Mutationen.

Das Wissen über die Gen-Mutationen ermöglicht es den Bioinformatikern zu berechnen, welche Veränderungen sich in den entsprechenden Eiweißen zeigen und welche Antigene folglich auf den entarteten Zellen auftauchen könnten. Die Fahndung nach dadurch verursachten Neo-Antigenen erscheint vielversprechend.

Ist ein geeignetes Antigen gefunden, bestimmen Gentechnologen eine dazu passende Abwehrzelle. Das kann beispielsweise eine T-Zelle mit dem richtigen Rezeptor sein. Die entsprechenden Gene lassen sich dann wie üblich durch Viren-Genfähren in die T-Zellen des Patienten einschleusen.[25]

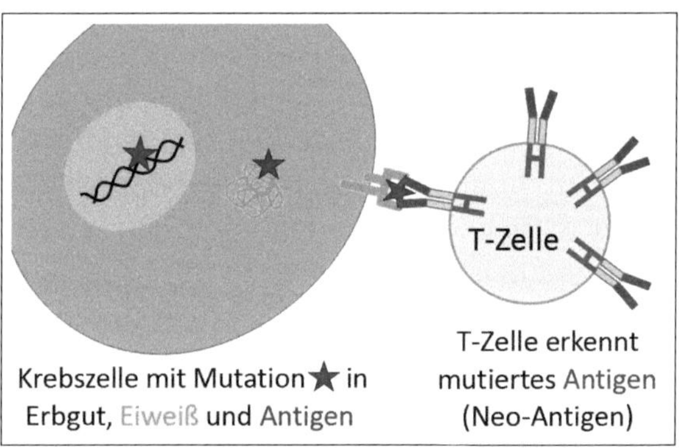

Abb. 6.3: Mutation im Erbgut äußert sich in Neo-Antigenen, die von T-Zellen als fremd erkannt werden.

Abbildung 6.3 stellt dar, wie die Mutation in einem Gen zum Erscheinen von Neo-Antigenen führt. Die Mutation im Erbgut, hier dargestellt als Stern auf dem wendelförmig aufgedrehten DNA-Faden, findet sich auch in dem Eiweiß (grünes Knäuel) wieder, das nach dem fehlerhaften Bauplan in der Zelle entsteht.

Da die Zelle regelmäßig Bruchstücke ihrer Eiweiße auf dem MHC-Teller ihrer Hülle vorzeigt, tauchen dort auch anormale Eiweißsplitter auf, die Neo-Antigene. Eine passende T-Zelle mit ihrem auf die Struktur dieses berechneten Antigens passenden Rezeptor erkennt die entartete Zelle und greift sie an.

6.3 CAR-T-Zell-Rezeptoren

Statt eine T-Zelle mit zusätzlichen natürlichen Rezeptoren auszustatten, lassen sich auch neuartige, künstlich hergestellte Rezeptoren einbauen, die für einen speziellen Tumor maßgeschneidert sind und dabei gleichzeitig die Abhängigkeit von den T-Zell-aktivierenden dendritischen Zellen umgehen.

Auch dies wird durch einen gezielten gentechnischen Eingriff in das Erbgut der T-Zellen erreicht.

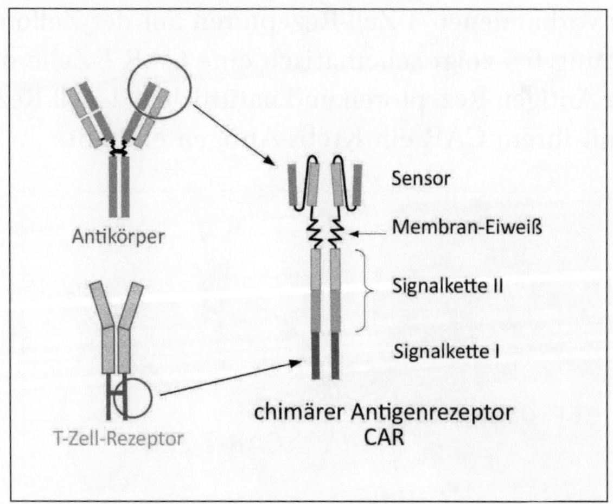

Abb. 6.4: Aufbau eines CAR-T-Zell-Rezeptors

Anders als ihr natürliches Vorbild besitzen die synthetischen Rezeptoren einen Antikörper, ein typisches B-Zellprodukt, als erkennende Einheit. Dieser ist mit einem Membran-Eiweiß verbunden, das ihn in der Zellhülle der T-Zelle verankert und in eine innere Signalkette übergeht.

Wegen ihrer gemischten Zusammensetzung aus B- und T-Zell-Anteilen werden die künstlichen Rezeptoren chimäre Antigen-Rezeptoren (CAR) genannt, die so veränderten T-Zellen entsprechend CAR-T-Zellen.

Abbildung 6.4 zeigt schematisch den Aufbau des künstlichen Rezeptors aus Antikörper (in Blau gehaltene Töne), Membraneiweiß, (rosa und grün dargestellten) Signaleiweißen und Teilen eines T-Zell-Rezeptors (rot gezeichnet).

Wie oben bei der Übertragung von natürlichen Spender-Rezeptoren beschrieben, werden auch die für den Bau des künstlichen Rezeptors notwendigen Gene mit Viren als Genfähren in die Erbsubstanz der T-Zelle eingebracht. Die Zelle setzt die genetische Information um und stellt die von den Gentechnologen vorgegebenen Antennenmoleküle her. Sie erscheinen dann neben den natürlich vorhandenen T-Zell-Rezeptoren auf der Zelloberfläche.

Abbildung 6.5 zeigt schematisch eine CAR-T-Zelle mit ihren chimären Antigen-Rezeptoren und natürlichen T-Zell-Rezeptoren. Sie hat mit ihrem CAR ein Krebs-Antigen erkannt.

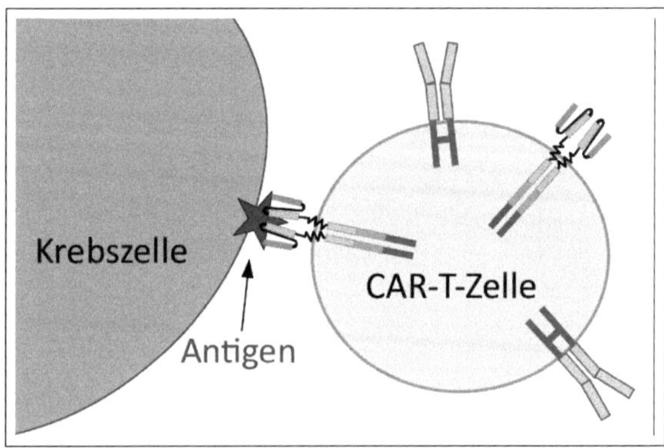

Abb. 6.5: CAR-T-Zelle mit beliebigen T-Zell-Rezeptoren erkennt mit einem CAR die Krebszelle an derem Krebs-Antigen

Der gewählte Aufbau der CAR-T-Zellen bietet mehrere Vorteile gegenüber T-Zellen mit natürlichen Rezeptoren.

- Eine CAR-T-Zelle erfordert keine Aktivierung durch eine dendritische Zelle. Trifft der CAR auf sein Antigen, so wird unmittelbar eine Reaktion ausgelöst.

- Einem Antikörper müssen die Krebsmerkmale nicht, wie es bei natürlichen T-Zell-Rezeptoren der Fall ist, auf einem MHC-Teller, der bei Krebszellen oft fehlt, präsentiert werden, sie reagieren unmittelbar mit ihrem Antigen (Abbildung 6.6).

- Antikörper-Sensoren lassen sich so entwerfen, dass sie nicht nur Peptide (wie T-Zell-Rezeptoren), sondern auch fettartige Oberflächenmoleküle oder ungewöhnlich aufgebaute Zucker erkennen. Durch diese unterscheiden sich manche Krebszellarten von gesunden Zellen und entgehen so der Kontrolle des Immunsystems.[26]

- Ein weiteres Plus ist die Tatsache, dass, falls die typischen äußeren Merkmale einer Krebszelle, ihre Antigene, bekannt sind, die CARs am Rechner entworfen und optimiert werden können, bevor sie gentechnisch hergestellt werden.

Die Signalkette im Innern der Zelle ist beim CAR anders gebaut als beim natürlichen T-Zellrezeptor und funktioniert auch anders.

Trifft ein CAR auf ein passendes Antigen, so reagiert die CAR-T-Zelle nicht nur wie eine normale aktivierte T-Zelle, indem sie die Krebszelle sofort mit Giften bombardiert. Dank ihrer besonderen Signalkette wird sie außerdem angeregt, sich zu vermehren. Das geschieht in der direkten Nähe der entarteten Zellen und ist dadurch besonders effektiv.

Da die Fähigkeit, CARs auszubilden, im Erbgut verankert ist, tragen alle Tochterzellen und auch die später entstehenden T-Gedächtniszellen ebenfalls CARs. Das bedeutet, dass sich die Wirkungsdauer der krebsbekämpfenden Zellen im Körper beträchtlich verlängert.

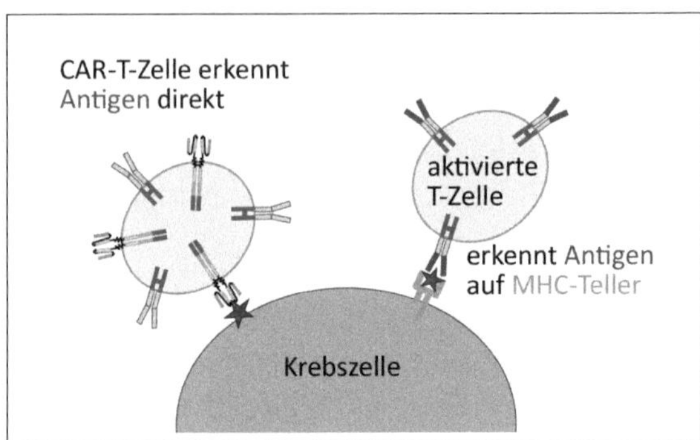

Abb. 6.6: Anders als ein T-Zell-Rezeptor erkennt ein CAR ein Antigen, auch wenn es nicht auf einem MHC-Teller vorgezeigt wird.

Die Zusammensetzung der inneren Signalkette wurde bis zur heutigen vierten CAR-Generation immer wieder geändert und verbessert. Von ihrem Bau hängt es ab, wie erfolgreich die CAR-T-Zellen aktiviert werden, wie gut sie sich vermehren und überleben und wie aggressiv sie gegen das bösartige Gewebe vorgehen.

CAR-T-Zellen besiegen Blutkrebs

Während für eine Chemotherapie die Medikamente als Vorrat gehalten werden können und auch ein chirurgischer Eingriff kurzfristig einplanbar ist, erfordert die Behandlung mit CAR-T-Zellen eine zeit- und kostenaufwändige Vorbereitung über mehrere Stationen. Abbildung 6.2 gilt entsprechend auch für diesen Prozess.

Zunächst wird dem Patienten üblicherweise im Krankenhaus Blut entnommen. Denn die T-Zellen im Blut sind zumindest bei Erwachsenen eine ergiebige Quelle für T-Zellen, der Grundlage für die Herstellung von körperverträglichen CAR-T-Zellen.

Aus dieser „Blutspende“ trennt eine Art Blutwäsche-Automat die weißen Blutkörperchen ab. Sie werden eingefroren auf die Reise zu einem Speziallabor für die CAR-T-Zellherstellung geschickt. Dort taut man sie auf, löst die T-Zellen heraus und lässt die Viren-Genfähren mit den maßgeschneiderten künstlichen Genen auf sie los. Die dabei entstandenen CAR-T-Zellen werden ausgelesen, auf etwa hundert Millionen Zellen vermehrt, auf ihre Qualität hin überprüft und, in Portionen eingefroren, an den Arzt des Patienten zurückgeschickt.

Die von Novartis angebotene Herstellung von CAR-T-Zellen gegen Blutkrebs etwa dauerte 2017 ungefähr 22 Tage. Ein Jahr später konnten einige Labore die Zeit bereits auf sieben Tage verkürzen. 2020 gab es über Deutschland verteilt 26 Zentren, die CAR-T-Zellen in Lizenz herstellen, so dass die anfängliche Verschickung in die USA und zurück entfällt und sich die Wartezeit verkürzt.

Die veränderten Zellen werden dem Patienten als Infusion ins Blut verabreicht. Im Allgemeinen enthält sie zwischen einer Million und einer Milliarde Zellen pro Dosis.

Ziel ist es, dass sich die Immunzellen im Körper des Patienten als große Streitmacht mit aller Wucht auf die Krebszellen stürzt, sich dadurch noch stark vermehrt, und die Krebszellen erfolgreich zerstört. Danach sollen sich CAR-T-Gedächtniszellen bilden und über Monate im Patienten überdauern, um bei Rückkehr des Tumors erneut aktiv zu werden.

Um ihre Chancen zu erhöhen, tötet man zunächst – wie bei der adoptiven Immuntherapie – die Lymphozyten, die den Krebs schützen, durch Wirkstoffe der Chemotherapie wie Cyclophosphamid und Fludarabin ab. Ohne den Wall aus Tumor-Verteidigern haben die veränderten T-Zellen dann freie Bahn und können mit mehr Aussicht auf Erfolg ihr Ziel attackieren.

Durch das Einfrieren in Portionen ist es möglich, die Behandlung mit CAR-T-Zellen mehrmals, über einige Monate bis Jahre verteilt, bei Bedarf zu wiederholen.[27]

Bei der Behandlung von Blutkrebs ist eine einmalige Gabe Standard.

Ergebnisse der Therapie

Die gentechnische T-Zell-Aufrüstung wurde mit beeindruckenden Erfolgen bei Leukämie belohnt.

Leukämie oder Blutkrebs ist eine bösartige Erkrankung, bei der eine frühe Vorstufe der weißen Blutzellen entartet und sich unkontrolliert vermehrt. Auch Immunzellen sind vor Krebs nicht gefeit. Die aus ihnen entstandenen funktionsuntüchtigen Blutzellen drängen den Anteil der gesunden zurück, so dass es zu wenig rote Blutkörperchen, Blutplättchen und reife weiße Blutzellen gibt.

Der Mangel an roten Blutkörperchen und Blutplättchen führt zu schneller Erschöpfung und zu allgemeiner Blutungsneigung. Durch die verminderte Zahl weißer Immunzellen sind die Abwehrkräfte deutlich geschwächt. Auch können Milz, Lymphknoten und Leber direkt geschädigt werden.

Akute Leukämie führt unbehandelt innerhalb kürzester Zeit zum Tod, chronische Leukämie beginnt schleichend und verläuft meist über mehrere Jahre.

Erste klinische Versuche an Patienten mit B-Zell-Leukämie, bei denen sich unreife B-Zellen ungehemmt vermehren, lieferten hervorragende Ergebnisse. Darunter waren auch Fälle vollständiger Heilung von weit fortgeschrittenem Blutkrebs. Diese Kranken im Endstadium waren aufgegeben worden, weil keine andere Therapie mehr anschlug.[28]

In einer klinischen Studie der University of Pennsylvania konnten 89 % der Kinder und Erwachsenen, die an einer sehr aggressiven Form von Blutkrebs, der Akuten Lymphatischen Leukämie (ALL) litten, durch CAR-T-Zellen innerhalb von wenigen Monaten geheilt werden. Oft reichte schon eine einmalige Gabe des versuchsweise eingesetzten Medikaments. Es ist auf ein Merkmal namens CD19 abgerichtet, das auf den allermeisten B-Zellen zu finden ist, und kann über Jahre wirksam bleiben.

Zum Gesicht dieses als medizinischen Durchbruch gefeierten Erfolgs wurde die kleine Emily Whitehead. Ihr Blutkrebs ließ sich durch die Standardbehandlungen Chemo- und Stammzelltherapie nicht besiegen. Beide Male kam der Krebs zurück und ihre Ärzte mussten sie schließlich aufgeben. Sie hatten alle Möglichkeiten ausgeschöpft.

Doch dann wurde die schwerkranke Sechsjährige 2012 in eine klinische Studie aufgenommen, bei der sie in Philadelphia eine „experimentelle Gen-Therapie“ gegen ihre Akute Lymphatische Leukämie erhielt.

Die bis heute gefürchteten Nebenwirkungen der Behandlung brachten die Kleine fast um. In der kritischsten Nacht gaben ihr die Ärzte eine Überlebenschance von 1:1000. Mit hohem Fieber lag sie wochenlang im Koma. Dann hatten die genetisch veränderten CAR-T-Zellen den Blutkrebs besiegt. An ihrem siebten Geburtstag erwachte Emily aus dem Koma und soll seither krebsfrei sein.

Die amerikanische Aufsichtsbehörde für Lebens- und Arzneimittel FDA (Food and Drug Administration) gab dem Antrag ihres Vater statt und entschloss sich überraschenderweise schon 2017, zwei CAR-T-Zelltherapien für bestimmte Arten von Blutkrebs die Zulassung zu erteilen: für **Tisagenlecleucel** (Handelsname Kymriah® von Novartis) und für **Axicabtagen Ciloleucel** (Handelsname Yescarta®), das das kalifornische Unternehmen Kite Pharma entwickelt hatte. Beide Medikamente[†] greifen CD19-Merkmale auf den B-Zellen an.

Die Europäische Union ist dem Beispiel der FDA gefolgt. 2018 erteilte die zuständige Behörde EMA[‡] die Zulassung für Kymriah® und Yescarta® für bestimmte Blutkrebsarten: Kymriah® zur Behandlung von sogenannter „akuter refraktärer lymphoblastischer B-Zell-Leukämie“ (B-Zell-ALL) bei Kindern und jungen

[†]Es ist umstritten, ob Zelltherapien Medikamente oder Behandlungsverfahren darstellen, ob sie also eine Domäne der Pharmakonzerne sind oder den Krankenhäusern mit ihren auf die Vermehrung von Zellen spezialisierten Laboren an den Unikliniken zuzurechnen sind.

[‡]European Medicines Agency, die Agentur der Europäischen Union, zuständig für die Beurteilung und Überwachung von Arzneimitteln

Erwachsenen bis 25 Jahren, Kymriah® und Yescarta® für Erwachsene mit „diffusem großzelligem B-Zell-Lymphom" (DLBCL)† und Yescarta® für Patienten mit einem „primären mediastinalen großzelligen B-Zell-Lymphom" (PMBCL).

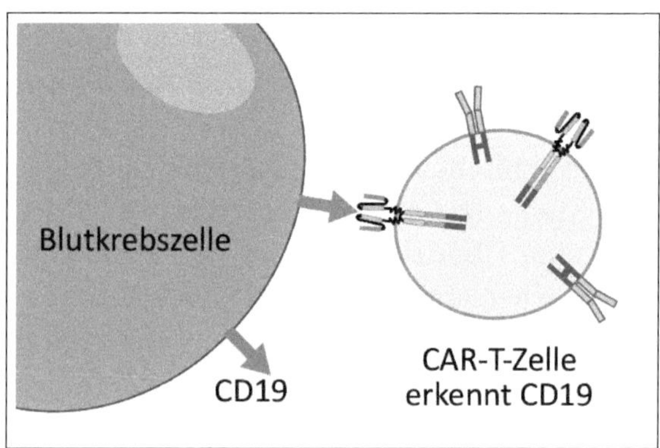

Abb. 6.7: CAR-T-Zelle greift Blutkrebszelle über CD19 an

Voraussetzung für eine Behandlung ist, dass mindestens zwei vorangegangene Therapien fehlgeschlagen sind.

„Bei etwa 40 Prozent der Patienten, bei denen zuvor alle konventionellen Therapien versagten, verschwindet der Krebs langfristig. Das ist einer der größten Fortschritte der Krebsmedizin seit langem", wird Dr. Martin Wermke, Leiter der Early Clinical Trial Unit am Nationalen Zentrum für Tumorerkrankungen in Dresden 2019 zitiert.[29]

Die großen kurzfristigen Anfangserfolge bei der Behandlung der Leukämie verdecken etwas die langfristigen Probleme. Beseitigt werden entartete Zellen mit dem Kennzeichen CD19. Häufig zeigen einige wenige entartete B-Zellen dieses Kennzeichen aber nicht, entgehen so den CAR-T-Zellen und beginnen, sich zu vermehren. Der Krebs kommt zurück.

---

†Bei einem B-Zell-Lymphom entarten B-Zellen, die sich in den Lymphknoten befinden, und vermehren sich ungebremst.

In solchen Fällen könnten CAR-T-Zellen, die auf andere oder auf zugleich mehrere Merkmale von B-Zellen ansprechen, helfen. Das biopharmazeutische Unternehmen Autolus Therapeutics, London hat diese Überlegung in die Tat umgesetzt. Zur Behandlung des diffusen großzelligen B-Zell-Lymphoms (DLBCL) hat es einen Vektor hergestellt, der die T-Zellen des Patienten nicht nur mit Rezeptoren für CD19, sondern auch für das ebenfalls auf B-Zellen häufig vorhandene CD22-Antigen versieht.[30] In Kombination mit dem Medikament Pembrolizumab zeigte sich diese AUTO3 genannte Behandlung 2020 in der klinischen ALEXANDER-Studie als hervorragend wirksam und sogar deutlich besser verträglich als bisherige CAR-T-Zelltherapien.

CAR-T-Zellen bei Lymphomen

Nicht nur B-Zellen im Blut haben das Merkmal CD19, sondern auch die B-Zellen, die im Lymphsystem Kolonien bilden. Entarten die Koloniezellen, so entstehen solide Tumore, die B-Zell-Lymphome.

Auch gegen diese wirken Kymriah® und Yescarta®. Wichtig dabei ist die Chemotherapie, die den schützenden Wall aus weißen Blutkörperchen um das Geschwulst beseitigt.

Es gibt neben überzeugenden Heilungserfolgen auch das völlige Versagen der CAR-T-Zellen.

Kymriah® und Yescarta® sind aber erst der Anfang. Zur Behandlung einer speziellen Form von Lymphomen, dem Mantelzell-Lymphom, wurde im Dezember 2020 eine weitere Anti-CD19-CAR-T-Zelltherapie in der EU eingeführt: **Brexucabtagen Autoleucel** (Tecartus® der US-amerikanischen Kite Pharma). Sie ist für erwachsene Patienten zugelassen, die nach zwei oder mehr Therapien auf Behandlung nicht mehr ansprechen.

Beim Mantelzell-Lymphom sind ebenfalls B-Zellen entartet und vermehren sich stark. Dadurch schwellen Lymphknoten und Milz an. Meist greift die Krankheit auch auf das Knochenmark über, wo die normale Blutbildung und das Immunsystem beeinträchtigt werden. Der Körper wird geschwächt und anfällig für Infektionen. Bei etwa 80 Prozent der Betroffenen schreitet das Mantelzell-Lymphom sehr schnell voran. Es gilt als nicht heilbar. Nur etwa die Hälfte der Patienten lebt noch fünf Jahre nach der Diagnose.

In der Studie, welche die Zulassung begründete, sprachen 93 Prozent der Patienten auf Tecartus® an, bei 67 Prozent verschwanden sogar alle Zeichen der Krankheit. Wie lange dieser stabile Zustand anhält, werden die folgenden Nachsorgestudien ermitteln.

CAR-T-Zellen bei Multiplem Myelom

Das Multiple Myelom ist eine Form von Knochenmarkkrebs und bislang nicht heilbar. Die Krankheit geht von den Plasmazellen des Knochenmarks aus, die sich ungehemmt zu Lasten anderer Zellen wie der blutbildenden Stammzellen vermehren. Auch die Knochen-erhaltenden Zellen werden gehemmt, so dass sich der Knochen in der Umgebung des Myelomherds allmählich auflöst.

Da auch hier B-Zellen entartet sind, wurden – ermutigt durch die oben beschriebenen Erfolge – CAR-T-Zellen erprobt, die auf CD19, aber auch auf andere Oberflächenstrukturen der Myelomzellen abgerichtet sind. Bis zur Zulassung geschafft hat es eine CAR-Variante, die Myelomzellen über das dort häufig ausgeprägte B-Zell-Reifungsantigen (BCMA) angreift. Die neue Zelltherapie **Idecabtagen-Vicleucel** (Ide-Cel, Abecma® von Bristol-Myers-Squibb) kann seit August 2021 in der EU zur Behandlung von Patienten mit fortgeschrittenem Multiplem Myelom eingesetzt werden.

In einer vorausgegangenen Studie hatte sie bei 73 Prozent der Patienten eine Wirkung gezeigt, die im Median rund 10 Monate anhielt. Bei 33 Prozent verschwanden sogar alle Krankheitszeichen.[31] Die Behandelten werden weiter beobachtet.

Nebenwirkungen

Eine CAR-T-Zelltherapie ist nicht ohne Risiken, sie löst z. T. gefährliche Nebenwirkungen aus. Die betreuenden Ärzte müssen daher auf lebensbedrohende Begleiterscheinungen gefasst sein. In allen beteiligten Kliniken sind sie inzwischen geschult und trainiert und wissen, mit geeigneten Maßnahmen vorzubeugen und gegenzusteuern.

Die meisten Behandelten reagieren heftig, manche sogar sehr heftig auf die Gabe von CAR-T-Zellen. Überall im Körper breiten sich Entzündungen aus. Diese entstehen durch die massive Ausschüttung von T-Zell-Kampfstoffen, den Zytokinen, wo immer B-Zellen angetroffen werden, und die befinden sich naturgemäß im ganzen Körper verteilt.

Wenn ein solcher Zytokinsturm losbricht, kommt es im mildesten Fall zu Schüttelfrost, Fieber und Atembeschwerden, Auswirkungen, die denen einer echten Grippe ähneln. Daneben können Blutdruckabfall und Hautausschläge auftreten.

Etwa jeder vierte Behandelte muss auf die Intensivstation verlegt werden. Je höher die Tumorlast, desto verheerender sind auch die Entzündungsreaktionen. Geraten sie außer Kontrolle, kann der Behandelte am Versagen gleich mehrerer Organe oder an Blutvergiftung sterben.

Das war beispielsweise der Fall bei einem 78-jährigen Leukämie-Patienten, der sich im August 2017 einer experimentellen CAR-T-Zell-Behandlung der französischen Biopharmaziefirma Cellectis unterzog.

Inzwischen gibt es wirksame Medikamente, die den Zytokinsturm (cytokine release syndrome) beruhigen, wie etwa den Antikörper Tocilizumab (RoActemra® von Roche). Er ist hier laut EMA zur Behandlung von Erwachsenen, Kindern ab 2 Jahren und Jugendlichen angezeigt.

Ähnlich häufig wie Entzündungsreaktionen sind Nervenschädigungen. Sie äußern sich durch Gehirnentzündung, Hirnschwellung, Kopfschmerzen, Muskelzittern, Schwindel, Verwirrtheit und Angstzuständen, lassen nach einer Woche im Allgemeinen nach, können aber auch lebensgefährlich werden.

Die fünf Toten etwa, die 2016 während einer CAR-T-Zelltherapie der Firma Juno Therapeutics zu beklagen waren, starben an Hirnschwellung.

Das Tumor-Auflöse-Syndrom ist eine weitere Begleiterscheinung vieler Krebstherapien, auch der CAR-T-Zell-Behandlung. Plötzlich bricht eine große Zahl von Körperzellen in sich zusammen, es kommt zu einem Stau beim Abbau der Zersetzungsprodukte, die den Stoffwechsel überlasten und Organe ebenfalls lebensbedrohlich schädigen können. Auch für dieses Risiko gibt es Unterstützung des Körpers durch Medikamente.

6.4 Weiterentwicklung der CAR-T-Zell-Technik

Durch die weltweit beachteten Erfolge durch CAR-T-Zellen fühlen sich die Wissenschaftler darin bestärkt, einen guten Weg eingeschlagen zu haben, und setzen ihren Ehrgeiz daran, einerseits die Therapie verträglicher zu machen und andererseits sie auf andere Krebsarten auszuweiten.

Verträglichkeit und Sicherheit

Ein bislang ungelöstes Problem der Therapie ist die Auswahl des Antigens, auf das die CAR-T-Zelle reagiert. Bei den heutigen Anwendungen gegen B-Zell-Entartung ist dies vor allem das CD19-Oberflächeneiweiß auf den B-Zellen. Es kommt sowohl bei den gesunden als auch bei den entarteten B-Zellen vor. Die Folge ist, dass durch die Behandlung alle B-Zellen angegriffen werden.

Im Knochenmark entstehen zwar täglich Milliarden neuer Blutzellen, darunter auch B-Zellen, und die verabreichten CAR-T-Zellen sterben allmählich ab. Aber es sind auch CAR-T-Gedächtniszellen entstanden, die noch Jahre später wirksam sind. Das führt dazu, dass dem Körper über einen längeren Zeitraum die wertvollen Antikörper-produzierenden Zellen und damit wichtige Teile seines Abwehrsystems fehlen. Immerhin 75 % der Behandelten leiden daher unter Immunschwäche, die Ärzte mit Antikörpern und Antibiotika auszugleichen versuchen.

Bisher ist es noch nicht gelungen, CARs herzustellen, die nur auf entartete Zellen ansprechen, die gesunden aber unbehelligt lassen.[32]

Mit welchen längerfristigen Folgen bei einer Behandlung mit CAR-T-Zellen zu rechnen ist, weiß niemand zu sagen. Dazu ist die Therapie einfach noch zu jung.

Ein besonderes Anliegen ist es den Forschern deshalb, die CAR-T-Zellen in Zukunft auch nach der Infusion ins Blut des Patienten unter Kontrolle zu behalten. Es sollte möglich sein, im Fall von lebensbedrohlichen oder chronischen Nebenwirkungen die heilenden Zellen auch wieder zu zerstören.

Um das zu gewährleisten, denkt man an molekulare Schalter, welche die Zellen selbst ausbilden und die über kleine Moleküle betätigt werden können. Mit Hilfe dieser kleinen Moleküle soll sich z. B. die Aktivität verstärken oder herunterregeln lassen oder soll die Zelle bei Bedarf dazu gebracht werden, sich selbst zu töten.

Ein Lösungsansatz des Problems wird z. B. in der Gruppe um Professor Busch an der TU München verfolgt. Im Tierversuch an Mäusen ist es ihnen gelungen, das Immunsystem zu veranlassen, ausgewählte T-Zellen gezielt abzutöten. Diese T-Zellen hatten sie zuvor im Labor mit einem Marker versehen, auf den das Immunsystem nicht anspricht. Wird nun der aus der Krebsbehandlung bekannte Antikörper Cetuximab verabreicht, der sich an diesen Marker anheftet, eilen Natürliche Killerzellen herbei und vernichten die markierten T-Zellen. Die Hoffnung ist, auf diesem Weg zu erreichen, dass sich auch CAR-T-Gedächtniszellen zukünftig entfernen lassen und der Arzt es damit in der Hand hat, die

Dauer des B-Zell-Mangels nach einer CAR-T-Zell-Therapie zu steuern.[33]

Eine andere Idee setzt eine Forschergemeinschaft um, an der u. a. Wissenschaftler des Helmholtz-Zentrums Dresden-Rossendorf (HZDR) und des Nationalen Centrums für Tumorerkrankungen Dresden beteiligt sind. Ihr universell einsetzbarer CAR, der UniCAR, bindet nicht direkt an Krebszellen. UniCAR-T-Zellen können erst aktiv werden, wenn ein künstlich hergestelltes Bindeglied zugeführt wird, ein kleines Molekül, das sowohl an die UniCAR-T-Zelle koppelt als auch an ein zuvor bestimmtes Krebs-Antigen. Da diese Zielmodule genannten Brückenmoleküle kurzlebig sind, lässt sich die Dauer der Behandlung über Dosis und Dauer der Gabe des Zielmoduls bestimmen und so die Gefahr schwerwiegender Nebenwirkungen deutlich verringern. 2020 gelang es den Wissenschaftlern, besonders strahlenresistente Krebszellen mithilfe dieser gezielten Immuntherapie sowohl im Reagenzglas als auch im Maus-Experiment abzutöten.[34]

Eine dritte Möglichkeit, Krebszellen zielgenau anzugreifen, soll kurz vorgestellt werden. Die Schwierigkeit besteht ja darin, dass Tumorzellen nicht durch ein einzigartiges Merkmal gekennzeichnet sind, das sie von gesunden Zellen unterscheidet. Auch übermäßig zahlreich auf Krebszellen vorgezeigte Molekülarten können sich ebenso auf gesunden Zellen finden. Wissenschaftler der Universität Washington versuchen es mit der Kombination von zwei oder drei Merkmalen. Sie stellten kurze Eiweißmoleküle her, die sich an jeweils einen typischen Krebs-Oberflächenmarker heften. Eine einzelne solche Molekülart bewirkt nichts. Werden aber zwei oder mehrere verschiedene dieser Peptide von einer Krebszelle gebunden, so verändern sie ihre Form und erregen damit die Aufmerksamkeit speziell entworfener CAR-T-Zellen, die diese Verformung erkennen und mit Angriff beantworten.[35]

Zur Erhöhung von Verträglichkeit und Sicherheit sind solche und ähnliche Steuerungsmöglichkeiten für kommende Generationen von CAR-T-Zellen geplant.

Erweiterung des Anwendungsgebiets

Bei Leukämie sind Zellen entartet, die einzeln im Blut zirkulieren. Sie bieten den T-Zellen ihre gesamte Hülle als Angriffsfläche. Weniger Zutritt haben T-Zellen bei Krebsgeschwülsten, sogenannten soliden Tumoren wie Brust-, Lungen- oder Hautkrebs, die zu größeren Geweben herangewachsen sind und sich mit einem Schutzwall gut organisierter Abwehr umgeben. Die meisten Immunzellen müssen vor diesen Festungen erschöpft aufgeben.

Onkologen versuchen, CAR-T-Zellen zu entwerfen und herzustellen, die auch diese Tumore erfolgreich angreifen.

Dazu sind drei Grundprobleme zu lösen: Die CAR-T-Zellen müssen den Krebs erkennen, in ihn eindringen und in der feindlichen Umgebung überleben können.

Die Schwierigkeiten beginnen schon mit dem Erkennen. Noch ist es nicht gelungen, bei soliden Tumoren typische Neo-Antigene zu bestimmen. Bei Prostatakrebs z. B. ist das Oberflächeneiweiß PSMA (Prostataspezifisches Membranantigen) stark vermehrt. Es findet sich aber auch in geringerer Zahl auf gesunden Prostata-Zellen und auf Zellen des Dünndarms und des Gehirns.

Ähnlich verhält es sich mit dem Antigen CD20, das Zellen des schwarzen Hautkrebses in großer Zahl tragen und daher ein gutes Ziel für T-Zellen wäre. Aber es wird auch von den B-Zellen des Blutes ausgebildet.

Im Jahr 2018 gab es weltweit mehrere hundert klinische Studien, bei denen gegen unterschiedliche Krebserkrankungen verschiedene Antigene angesteuert wurden. Doch alle verwendeten CAR-T-Zellen greifen die ins Visier genommenen Krebsarten über Zell-Merkmale an, die häufig auf entarteten, aber auch bei nicht entarteten Zellen vorhanden sind.

Dadurch wird der Krebs stark getroffen, gesunde Zellen aber nicht geschont.

Selbst die geringe Zahl auf gesunden Zellen kann zu Nebenwirkungen führen, die nicht zu unterschätzen sind. In einem Fall erhielt ein an Darmkrebs Erkrankter eine CAR-T-Zell-Infusion gegen das Antigen HER2, das auf seinen Darmkrebszellen stark ausgeprägt war. Er starb innerhalb von fünf Tagen, weil auch seine Lungenzellen geringe Mengen an HER2 aufwiesen und zerstört wurden.[36]

Um dieses Risiko zu mindern, wurden die Bemühungen verstärkt, typische Neo-Antigene auf soliden Tumoren zu finden.

Auch wenn ein optimales Krebs-Antigen identifiziert ist, müssen CAR-T-Zellen auf ihrem Weg in das Tumorgewebe oft mechanische Hürden wie schwer zu durchdringende Bindegewebszellen, die im Tumor eingelagert sind, und anormal geformte Gefäße überwinden.

Immunologen sind zurzeit damit beschäftigt, diese Besonderheiten in entarteten Geweben zu erforschen. Bis Möglichkeiten gefunden sind, den CAR-T-Zellen den Zugang zu erleichtern, umgehen Onkologen die Hemmnisse, wo es möglich ist, indem sie die heilenden Zellen direkt und konzentriert in das Geschwür spritzen. Das hat den zusätzlichen Vorteil, dass die Schäden an gesundem Gewebe in anderen Körperbereichen gering gehalten werden.

Im Krebsgewebe finden die CAR-T-Zellen eine äußerst feindliche Umwelt vor. Auch wenn eine vorgeschaltete Chemotherapie die zellulären Verteidiger des Krebses vernichtet hat, machen die entarteten Zellen den Angreifern das Leben möglichst schwer. Wegen ihrer großen Teilungsrate immer hungrig, saugen sie wie ein Staubsauger den lebensnotwendigen Sauerstoff und die Nährstoffe in ihrer Umgebung auf, sodass für die CAR-T-Zellen eine Mangelsituation entsteht.

Zudem geben die Krebszellen schädigende Stoffe wie Ozon und Milchsäure ab. Beide Maßnahmen schwächen die angreifenden T-Zellen.

Um CAR-T-Zellen gegen diese Abwehr des Krebses zu wappnen, sind weitergehende Eingriffe in ihr Erbgut geplant.

Im Kapitel über die Weiterentwicklung der CAR-T-Zell-Technik sollen zwei neue Zelltherapien nicht unerwähnt bleiben: die Behandlung mit CAR-NK-Zellen bzw. mit TAC-T-Zellen.

CAR-NK-Zellen

Auch NK-Zellen sind bekanntlich an der Bekämpfung von Krebs beteiligt, sie haben sich auf die Zerstörung entarteter Zellen spezialisiert, die keinen MHC vorweisen. Bestimmte Krebsformen enthalten einen großen Anteil solcher Zellen und entgehen so der Vernichtung durch T-Zellen. Es liegt daher nahe zu prüfen, wie sich Natürliche Killer-Zellen (NK), die mit Chimären Antigen-Rezeptoren versehen sind, im Kampf gegen Krebs bewähren. Versuche zeigten, dass CAR-NK-Zellen beim Einbringen in den Körper kaum Abwehrreaktionen oder Nebenwirkungen verursachen, selbst wenn sie aus Nabelschnurblut gewonnen wurden, also nicht von eigenen Zellen stammten. Eine Therapie mit CAR-NK-Zellen wäre somit gut verträglich und außerdem deutlich billiger herzustellen, denn mehrere Personen könnten mit den veränderten Zellen behandelt werden. Nach ersten erfolgreichen Versuchen an Leukämiekranken in den USA zeigten forschende Ärzte der Medizinischen Hochschule Hannover, dass CAR-NK-Zellen auch zur Bekämpfung von resistenten soliden Tumoren im Kopf-Hals-Bereich geeignet sind. Ziel ist es nun, mit CAR-NK-Zellen eine neue Antikrebstherapie zu entwickeln.[37]

TAC-T-Zellen

Inzwischen wächst dem CAR Konkurrenz heran. Wie das amerikanische Pharmaunternehmen Triumvira Immunologics Inc. bekannt gibt, testet es sogenannte TAC-T-Zellen in vorklinischen Studien. 2020 erteilte das US-Patent- und Markenamt Triumvira das Patent für die T-Zell-Antigen-Koppler-(TAC)-Technologie. Nach Aussagen des Unternehmens sollen TAC-T-Zellen die bisher eingesetzten genetisch veränderten T-Zellen in Bezug auf Sicherheit (weniger Nebenwirkungen) und Wirksamkeit übertreffen und auch solide Geschwülste erfolgreich attackieren.

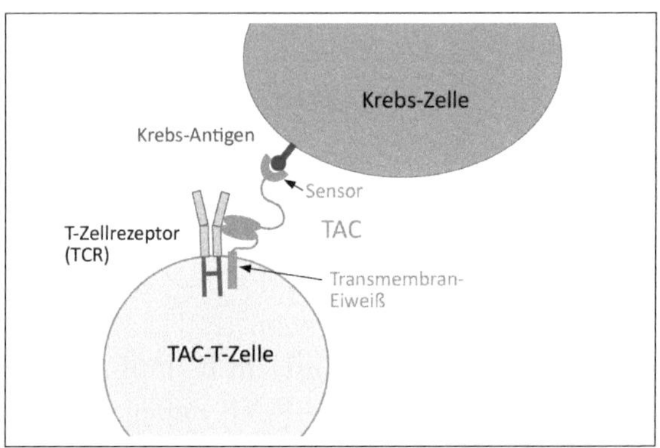

Abb. 6.8: TAC-T-Zelle dockt an Krebszelle an

Kern der Technologie ist der „T-Cell Antigen Coupler“ (TAC), dargestellt in Abbildung 6.8. Wie beim CAR ist der Koppler aus verschiedenen Eiweiß-Einheiten zusammengesetzt und erscheint auf der Oberfläche der veränderten T-Zelle. Er ist so gebaut, dass er den Tumor an Antigenen erkennt und dann die Aktivierungsmaschinerie der T-Zelle anschaltet. Er besteht aus drei Eiweißen: der erkennenden Einheit, einem zweiten Eiweiß, das mit dem T-Zellrezeptor (TCR) verbunden ist, und ein drittes (eine CD4-Transmembran-Domaine), das den TAC in der Zellmembran verankert und Signale ins Zellinnere weiterleitet. Die einzelnen Bausteine sind über Eiweißketten verbunden.

Diese Anordnung gewährleistet, dass bei Kontakt des Sensors mit dem Krebs-Antigen der natürliche Signalweg über den T-Zellrezeptor aktiviert wird und zur Abtötung der Krebszelle führt. Das Krebs-Antigen wird wie beim CAR direkt erfasst und muss nicht auf dem MHC vorliegen.

Weil die T-Zell-Aktivierung ausschließlich über den T-Zellrezeptor vermittelt wird, verfügen TAC-T-Zellen über das uneingeschränkte Vermögen, Krebs zu vernichten, und erhalten zugleich

– anders als etwa CAR-T-Zellen – die natürlichen Kontroll- und Sicherheitsmechanismen bei.

So kommt es nicht wie bei CAR-T-Zellen zu einem Dauersignal, das die Zellen schließlich erschöpft. Die Entwickler erwarten aufgrund ihrer Studien, dass von TAC kontrollierte T-Zellen spezifisch auf Tumore ansprechen, effektiv in sie eindringen und die entarteten Zellen auflösen – und das bei geringeren Nebenwirkungen.[38]

6.5 Ausblick

Wegen der angeführten Schwächen wird die CAR-T-Zell-Behandlung trotz aller Erfolge besonders bei Blutkrebs noch nicht als Standardtherapie eingesetzt. Noch werden zu viele gesunde Zellen mit geschädigt, erreichen CAR-T-Zellen in zu geringer Zahl das entartete Gewebe, geben trotz vorausgegangener Chemotherapie ihre Angriffe in der Umgebung des Tumors auf und gehen im Tumor zu schnell zugrunde.[39]

Die Versuche, die Wirksamkeit der Behandlung zu steigern, zielen einmal darauf ab, die Neo-Antigene ausfindig zu machen, und zum anderen, die Abwehr des Tumorgewebes besser niederzuringen. Diesen Zielen kommen die Forscher Schritt für Schritt näher. Die Fortentwicklung der Genanalyse und Gentechnik spielt dabei eine große Rolle.

Doch nicht nur bei den direkt gegen den Krebs gerichteten Maßnahmen gibt es Erfolge.

Eine begleitende Gen-Analyse an entnommenem Krebsgewebe kann während einer Therapie sehr hilfreich sein. Denn Tumoren gelingt es oft, nach anfänglichen Verlusten auf neue Schutzmaßnahmen umzuschalten und durch Mutation ihren Charakter zu ändern. Die Gen-Analyse hilft dann, das Geschehen zu beobachten und mit entsprechend angepassten Behandlungsmethoden zu reagieren.

Fortschritte gibt es auch bei der Gewinnung der Gewebeproben, den Biopsien, im Vorfeld der Gen-Analysen. Da wiederholte Entnahmen für den Patienten sehr belastend sind, haben Wissenschaftler nach neuen Möglichkeiten gesucht, die gewünschten Informationen auf anderem Weg zu gewinnen. Im leichter zugänglichen Blut wurden sie fündig. Es enthält Spuren von Erbmaterial abgestorbener Krebszellen, das „nur" herausgefischt und untersucht werden muss.

Bei dieser sogenannten Flüssigbiopsie sind aber noch einige Schwierigkeiten zu überwinden. So ist die Nachweis-Empfindlichkeit heutiger Analyse-Automaten für die äußerst geringen Mengen an DNA-Schnipseln noch zu niedrig. Für die nahe Zukunft rechnen Fachleute aber damit, dass auch dieses Problem gelöst werden wird.[40]

Während sich Erfolge bei der Suche nach geeigneteren Antigenen für die CAR-T-Zellen nur sehr langsam einstellen, gibt es in der Technik, das Erbgut der T-Zelle zu verändern, schnelle Fortschritte.

Anstelle der Viren als Genfähre zum Einschleusen des veränderten Erbguts kommt neuerdings auch ein erst in den letzten Jahren entwickeltes Verfahren zur Erbgutveränderung, die Genschere CRISPR/Cas, zum Einsatz. Sie bearbeitet das Erbgut so schonend, dass die veränderten Zellen merklich weniger ermüden, ihre Eigenschaften stabil beibehalten und insgesamt bessere Ergebnisse liefern. Das zeigen jedenfalls erste Versuche an T-Zellen von Mäusen.[41]

Eine weitere vielversprechende Entwicklungslinie zielt darauf ab, die Herstellung von CAR-T-Zellen zu beschleunigen und billiger zu machen. Forscher des Paul-Ehrlich-Instituts PEI in Langen verfolgen den Plan, CAR-T-Zellen nicht im Labor, sondern im Körper des Krebskranken zu erzeugen. Im Tierversuch an Mäusen mit Blutkrebs konnten sie bereits zeigten, dass dies grundsätzlich möglich ist.

Sie infizierten die Tiere mit einem bewährten Virus, das so verändert wurde, dass es ausschließlich T-Zellen befallen kann, und übertrugen mit ihm die Gene eines CARs. 7-18 Wochen später hatten die Viren in den T-Zellen wie geplant ihre zusätzliche Fracht abgeliefert und CAR-T-Zellen waren entstanden. Gleichzeitig hatte die Zahl der Blutkrebszellen abgenommen.[42]

Auch lässt sich die Schlagkraft der CAR-T-Zellen erhöhen. Eine ganze Reihe von Ideen werden hierzu verfolgt.

Wenn man schon zum Erzeugen des CARs das Erbgut der T-Zellen verändert, warum nicht auch weitere Gene übertragen? Zum Beispiel Gene für die Ausbildung von zwei oder drei verschiedenen Rezeptoren.

Mit ihnen könnten die Immunzellen mehrere Tumormerkmale zugleich erkennen und eher verhindern, dass Krebszellen der Vernichtung entkommen.

Gegen Blutkrebs könnte dies z. B. eine Kombination aus CARs sein, die auf die Marker CD19 und CD20 ansprechen. Das würde die Wahrscheinlichkeit einer Rückkehr der Krankheit in vielen Fällen deutlich verringern.

Vorteilhaft wären auch Gene, die das Überleben der T-Zellen in der Umgebung des Krebses verbessern. Denn beim Sturm auf das entartete Gewebe stoßen sie auf vielseitige Gegenwehr. Der Krebs umgibt sich wie beschrieben mit einer Hülle aus zellulären Verteidigern. Dendritische Zellen, regulatorische T-Zellen und andere besänftigende oder lähmende Zellen. Alle mit der Aufgabe, angreifende T-Zellen davon abzuhalten, gegen ihn vorzugehen.

Anstatt diese im Dienst des Tumors stehenden Immunzellen vor einer Behandlung durch eine Strahlen- oder Chemotherapie zu zerstören, könnte man die CAR-T-Zellen wehrhafter machen.

Indem man sie mit Genen für den Bau von geeigneten Enzymen und Signalmolekülen versieht, könnte man sie befähigen, die lähmenden Signale zu neutralisieren. Sie könnten Lockstoffe ausschütten und damit weitere Zellen des angeborenen und erworbenen Immunsystems zu Hilfe rufen.[43]

Um der Schwächung der CAR-T-Zellen im Inneren des Krebsgeschwulstes entgegenzuwirken, wird im Labor versucht, T-Zellen so zu verändern, dass sie bestimmte Enzyme herstellen und mit ihnen beispielsweise giftiges Ozon und zerstörerische Sauerstoff-Radikale unschädlich machen.

Ein anderer Ansatz wandelt T-Zellen so um, dass sie in sauerstoffarmer Umgebung nicht erlahmen, sondern im Gegenteil dort äußerst lebenstüchtig sind und die entarteten Zellen besonders kraftvoll angreifen.

Solche und viele andere Ideen versucht man bereits zu verwirklichen.

Was ist von der CAR-T-Zell-Therapie zu erwarten?

Auch wenn viel und hoffnungsvoll über sie gesprochen und geschrieben wird, so steckt die CAR-T-Zell-Therapie noch in der Versuchsphase. Ihre Zulassung für Blutkrebsarten wurde eigentlich verfrüht erteilt, fehlen ihr doch die üblicherweise geforderten Langzeitstudien. Doch es scheint, als seien die grundlegenden Ideen gefunden.

Bei einer Technik in diesem Stadium[†] bestimmt der Einsatz finanzieller Mittel die Geschwindigkeit der Weiterentwicklung. Je mehr Leute an den Themen arbeiten, desto schneller stellen sich Fortschritte ein. Da die Pharmafirmen sehen, dass diese Technik zukünftig eines ihrer wesentlichen Tätigkeitsfelder sein wird, und auch die staatliche Wissenschaftsförderung das Thema unterstützt, fließt viel Geld in die Forschung. Deshalb sind schnelle Fortschritte zu erwarten.

Wie alle Immuntherapien setzt auch die CAR-T-Zelltherapie aufwändige Diagnosen und bei der Durchführung neueste technische Verfahren voraus. Bis sie so sicher ist, dass sie zu einer Stan-

[†]Man nimmt als Beispiel gern die Entwicklung von Kerze und Glühlampe. Jahrtausendelang hat man die Kerze optimiert. Es gab keine grundlegende Verbesserung. Dann wurde die Glühbirne erfunden, die anfangs mehr schlecht als recht funktionierte. Doch die Menschen sahen ihr Potential, es gab schnelle Verbesserungen und bald war die Glühbirne der Kerze überlegen.

dardbehandlung aufsteigt, und auch für Patienten mit soliden Tumoren zugelassen werden kann, werden trotz der intensiven Forschung noch etliche Jahre vergehen.

CARAT

Von den über hundert Studien mit weiterentwickelten CAR-T-Zellen, die 2016 stattfanden, wurden nur zehn in Europa durchgeführt. Die Entwicklung wird vor allem in den USA mit Hochdruck vorangetrieben, Deutschland ist verzögert auf den Zug aufgesprungen.

Um den Rückstand Europas in Forschung und Entwicklung auf dem Gebiet der CAR-T-Zelltherapie aufzuholen, haben sich Anfang 2017 in Europa acht Unternehmen und Forschungseinrichtungen in Italien, Frankreich, dem Vereinigten Königreich und Deutschland zusammengeschlossen. Ihr Ziel ist es, Europa in eine Spitzenposition bei dieser Therapieform zu führen. Das gemeinsame Projekt heißt CARAT (Chimeric Antigen Receptors (CARs) for Advanced Therapies) und wird von der Europäischen Union in ihrem Rahmenprogramm „Horizont 2020“ gefördert.

Der Horizont reichte zunächst bis 2020.

Als Hauptanliegen gibt CARAT an:

- Die Herstellung der heilenden Zellen soll vereinfacht, standardisiert und automatisiert werden und in einem geschlossenen System keimfrei ablaufen.

- Durch Automatisierung und Ausweitung der Kapazitäten will man die Kosten deutlich senken.

- Weitere Forschung soll die Sicherheit und Wirksamkeit der CAR-T-Zellen erhöhen.

- In einigen Staaten der EU und der USA behindern gesetzliche Bestimmungen die Herstellung und Nutzung der CAR-T-Zellen.

Schließlich sind diese Zellen als gentechnisch veränderte Organismen einzuordnen und unterliegen dementsprechend strengen Regelungen. Für jeden klinischen Versuch ist eine Zulassung erforderlich. Hier will CARAT Ausnahmen erwirken.[44]

6.6 Probleme der personalisierten Medizin

Ein großer Nachteil und eine Hürde für eine breite Anwendung der adoptiven oder auf CAR-T-Zellen beruhenden Immuntherapien sind ihre Kosten.

Es kommen nicht – wie bisher in der Medizin – vorrätige Medikamente zum Einsatz wie z. B. Antibiotika oder Kopfschmerztabletten. Vielmehr muss für jeden einzelnen Kranken zunächst das entartete Gewebe genau analysiert und dazu passend das Heilmittel hergestellt werden. Diese Medizin hilft dann auch nur diesem einzelnen Menschen. Man spricht daher von personalisierter Medizin oder auch von Präzisionsonkologie, einer Krebsbehandlung nach umfangreicher, sehr genauer Diagnose.

Normalerweise lässt sich der Entwicklungsaufwand für ein Medikament auf die große Anzahl an verkauften Anwendungen umlegen. Auch sind die Herstellungskosten durch die automatisierte Fertigung gering. Entsprechend erfolgt die Preiskalkulation der Pharmakonzerne.

Ganz anders bei der personalisierten Medizin. Es sind riesige Entwicklungskosten angefallen und die Herstellung der Medizin ist nicht einfach. Wegen der geringen Personenzahl, die mit diesen Techniken bislang behandelt werden, sind die Herstellungsverfahren noch nicht optimiert.

Für jeden einzelnen Patienten ist eine wochenlange Zellkultivierung in teuren Speziallaboren in der Obhut von Spezialisten erforderlich und kein anderer Leidensgenosse kann von den mit großem Aufwand hergestellten heilenden Zellen profitieren. Sie würden von seinem Immunsystem als fremd erkannt.

Die Pharmakonzerne verlangen diesen großen Leistungen entsprechende Preise für die Anwendung der modifizierten Zellen.

Eine adoptive T-Zell-Behandlung ist heute nicht unter 100-150 Tausend Euro zu haben.[45] Für eine Behandlung mit Kymriah® fordert Novartis im Jahr 2021 320 Tausend Euro. Eine einzige Injektion Yescarta® kostet 327 Tausend US-Dollar, das ist etwa siebenmal so teuer wie eine komplette Chemotherapie.[46]

Da stellt sich die Frage: Wer kann sich eine solche Behandlung leisten? Entwickelt sich hier eine Medizin für die Reichen?

Angesichts dieser Preise sind die immensen Aufwendungen aus Steuermitteln, die im Vorfeld in die Forschung fließen, und die unabdingbar für die Entwicklung der heilenden Zellen sind, zu hinterfragen. Lassen sie sich rechtfertigen, wenn das Resultat eine Medizin für die Reichen ist, die sich eine Behandlung leisten können, während die Krankenkassen aufgrund der hohen Kosten nicht in der Lage sind, die Anwendung der neuen Techniken für die Masse ihrer Versicherten, die auch die Masse der Steuerzahler darstellt, zu nutzen?

Die Pharmakonzerne sollten sich überlegen, ob es günstig ist, die hohen Kosten bei Anwendungen in einer so frühen Phase der Entwicklung den Patienten in Rechnung zu stellen und nicht in ihrem Forschungsetat selbst zu übernehmen. Denn es besteht die Gefahr, dass durch die heutige Vorgehensweise die Immuntherapie den Ruf einer für die breite Masse unerschwinglichen Behandlung bekommt, und sich Widerstand gegen die staatlich finanzierte Forschung erhebt.

Angesichts der ungeheuren Bedeutung der Kosten sieht man, dass die Erforschung von Verfahren, durch die sich die Kosten einer Behandlung drastisch reduzieren lassen, genauso wichtig ist wie Forschung zur Verbesserung der Verfahren.

Was aus Kapitel 5 und 6 mitgenommen werden soll

- Bei der adoptiven Zelltherapie werden dem Krebskranken eigene T-Zellen aus Krebsgewebe oder Blut entnommen und nach Behandlung als Infusion verabreicht.
- Die Veränderungen im Labor umfassen im einfachsten Fall die Auslese und Vermehrung der gegen das persönliche Krebsgewebe aggressivsten T-Zellen. Beeindruckende Erfolge erzielte man so schon 2009 bei schwarzem Hautkrebs nach vorausgegangener Chemotherapie.
- Darüber hinaus können T-Zellen des Patienten gentechnisch mit zusätzlichen natürlichen T-Zellrezeptoren ausgestattet werden, die Krebszellen besser erkennen und beseitigen. In Deutschland wird die Methode in klinischen Studien bei schwarzem Hautkrebs, Leukämie und Lymphdrüsenkrebs getestet.
- Die CAR-T-Zelltherapie ist ebenfalls eine Gentherapie. T-Zellen des Krebs-Patienten werden entnommen, gentechnisch mit künstlichen Rezeptoren (CAR) versehen, vermehrt und wieder ins Blut zurückgegeben.
- Die CARs besitzen Antikörper als Sensoren und sind so entworfen, dass sie die entarteten Zellen des Patienten an ihren zuvor ermittelten typischen Antigenen erkennen.
- CAR-T-Zellen sind erfolgreich bei der Bekämpfung von Blutkrebsarten selbst im Endstadium, insbesondere von B-Zell-Leukämien. 2017 wurden die Produkte zweier Hersteller in den USA, 2018 in der EU zugelassen.
- Nebenwirkungen der CAR-T-Zell-Therapie sind der Ausbruch eines Zytokinsturms, Schädigung des Nervensystems und Organversagen. Diesen Begleiterscheinungen wissen Ärzte jedoch mit zunehmendem Erfolg gegenzusteuern.
- Gegen ausgedehnte Geschwülste richten CAR-T-Zellen bislang wenig aus.

7 Antikörper als Checkpoint-Inhibitoren

Antikörper sind uns als Eiweiße bekannt, die von B-Zellen hergestellt im Blut zirkulieren, sich an Fremdkörper wie Bakterien oder Viren anheften und sie dadurch für das Immunsystem als zu zerstörende Eindringlinge kennzeichnen.

Dieser Mechanismus ist von Natur aus nicht speziell gegen Krebszellen gerichtet. Doch das von den Forschern gewonnene bessere Verständnis der Verteidigungsmaßnahmen des Krebses ermöglichte es, ihn als schlagkräftige Waffe gegen Krebs nutzbar zu machen.

Dazu stellt man gentechnisch Antikörper her, die gezielt die Abwehr der Krebszellen gegen das Immunsystem schwächen. Diese Art Antikörper wird in Form der Checkpoint-Inhibitoren oder Kontrollpunkthemmer als Medikamente gegen Krebs genutzt.

Was genau ist unter einem Checkpoint oder Kontrollpunkt zu verstehen?

Wie oben schon beschrieben, besitzen Zellen auf ihrer Außenhülle verschiedene Zuckereiweiße. Einige dienen als Antennen. Sie nehmen Signale auf und leiten sie ins Zellinnere weiter. Ausgelöst werden die Signale durch kleine Moleküle, die genau in Strukturen der Antenne passen. Es können aber auch Teile von Oberflächenmolekülen anderer Zellen sein, die sich ebenso perfekt in die Struktur einfügen.

Der Berührungsreiz pflanzt sich bis in den Zellkern fort und löst dort eine vorbestimmte Reaktion aus. Man kann auch sagen: Durch das Signal erhält die Zelle eine Anweisung und führt sie gewissenhaft aus. Dabei wirken die Antennen-Eiweiße wie

Schalter, über die von außen eine Reaktion abgerufen wird. Zellbiologen nennen diese Schalter auch Kontrollpunkte (engl. checkpoints), weil sich über sie die Zelle zuverlässig steuern und kontrollieren lässt.

Diese Möglichkeit nutzen auch die Krebszellen. Um zu erläutern, wie sie dabei vorgehen, soll nochmals kurz auf den Lebensweg der im Immunsystem für die Abwehr von kranken oder entarteten körpereigenen Zellen vorgesehenen T-Zellen eingegangen werden.

Die naiven T-Zellen warten darauf, von einer dendritischen Zelle über ihre T-Zell-Rezeptoren das Signal zu empfangen, gegen veränderte Zellen vorzugehen. Hat eine T-Zelle den passenden Rezeptor, um das Signal aufzunehmen, so wandelt sie sich innerlich und äußerlich um, vermehrt sich und die ganze Armee rückt gegen den Feind aus.

Es wäre aber verhängnisvoll, wenn die T-Zellen in ihrem aggressiven Verhalten auf Dauer verharrten. So wie die Gefahr durch die veränderten Zellen allmählich sinkt, müssen auch die zelltötenden T-Zellen in ihren Angriffen nachlassen. Es würden sonst Entzündungen überhand nehmen und Autoimmunkrankheiten entstehen.

Das Immunsystem sorgt dafür, dass dies nicht geschieht. So dauert ein akuter T-Zellangriff nur einige Tage an. Bis dann haben die kämpfenden T-Zellen Schaltermoleküle ausgebildet, über die sie in den Zelltod geschickt werden können. Nach ihrem Einsatz verbleiben nur T-Gedächtniszellen.

Die Aufgabe, die zelltötenden T-Zellen zu beseitigen, übernimmt im Allgemeinen eine gesonderte Art von Immunzellen, die regulatorischen T-Zellen. Sie besitzen auf ihrer Hülle Zucker-Eiweiß-Verbindungen, die bei Kontakt mit bestimmten Schaltern der zelltötenden T-Zellen das entsprechende Signal geben.

Einer dieser Aus-Schalter auf aggressiven T-Zellen trägt den Namen PD-1 (programmed death receptor 1). Entsprechend werden die dazu passenden Kontaktmoleküle auf den besänfti-

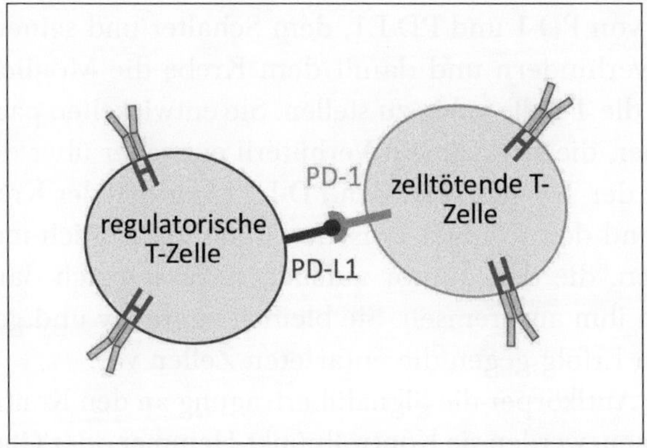

Abb. 7.1: Regulatorische T-Zelle dämpft Aggressivität einer zelltötenden T-Zelle

genden Zellen PD-L1 genannt. Dabei steht L für Ligand, das heißt bindendes Molekül.

Abbildung 7.1 zeigt eine regulatorische T-Zelle, die sich mit ihrem PD-L1-Eiweiß an den Kontrollpunkt PD-1 der zelltötenden T-Zelle geheftet hat. Auf diese Art gibt sie der aggressiven T-Zelle zu verstehen, dass sie Selbstmord begehen soll.

Durch die Betätigung dieser Schalter behält das Immunsystem die Kontrolle über eine seiner mächtigsten Waffen.

Dieses Prinzip kann aber auch zweckentfremdet werden. Insbesondere solide Tumore nutzen es.

Bei mehr als der Hälfte der untersuchten Tumoren[47] haben Pathologen in bösartigem Gewebe ungewöhnlich viele PD-1-Liganden nachgewiesen, vor allem in der Nähe eingewanderter, erschöpfter T-Zellen.

Man vermutet, dass die Liganden als Antwort auf den T-Zell-Angriff ausgebildet werden. Sie ermöglichen es dem Tumor, das für ihn bedrohliche Eingreifen des Immunsystems zu blockieren. Indem er die T-Zellen ausschaltet, kann er unbehelligt wachsen.

Onkologen brachte dieser Befund auf den Gedanken, die Verbindung von PD-1 und PD-L1, dem Schalter und seinem Liganden, zu verhindern und damit dem Krebs die Möglichkeit zu nehmen, die T-Zelle ruhig zu stellen. Sie entwickelten passgenaue Antikörper, die sich wie ein Verhüterli entweder über den PD-1-Rezeptor der T-Zellen oder den PD-L1-Liganden der Krebszellen stülpen und den Kontakt zwischen ihnen unmöglich machen.

T-Zellen, die den Tumor aufsuchen, lassen sich dann nicht mehr von ihm ausbremsen. Sie bleiben aggressiv und gehen mit größerem Erfolg gegen die entarteten Zellen vor.

Da die Antikörper die Signalübertragung an den Kontrollpunkten hemmen, werden sie Kontrollpunkt-Hemmer oder Checkpoint-Inhibitoren genannt.

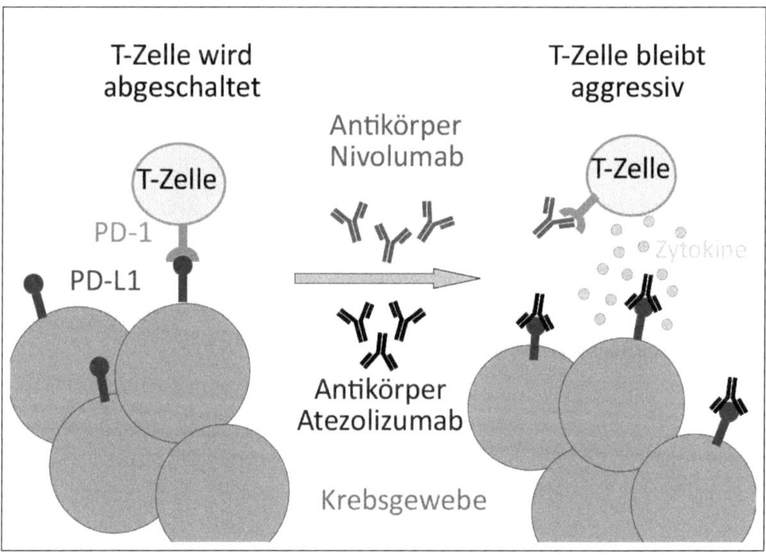

Abb. 7.2: Hemmung der Kontrollpunkte PD-1 bzw. PD-L1 durch Antikörper

Heften sich natürliche, von B-Zellen hergestellte Antikörper an Zellen, so ist dies eine Aufforderung an das Immunsystem, diese Zellen zu zerstören. Das sollte aber nicht bei T-Zellen geschehen, deren PD-1-Rezeptor von einem Antikörper abgeschirmt wird. Deshalb wurden bei dem Kontrollpunkthemmer die Merkmale, an denen das Immunsystem natürliche Antikörper erkennt, entfernt.

Abbildung 7.2 zeigt den Unterschied beim Angriff von T-Zellen auf Krebsgewebe. Links wird die Aggressivität der T-Zelle von der Krebszelle über den Kontakt der PD-L1- und PD-1-Oberflächenmoleküle gedrosselt. Rechts ist dies für die Krebszellen nicht möglich, da die Oberflächenmoleküle PD-L1 bzw. PD-1 bereits durch einen Antikörper besetzt sind.

Kontrollpunkthemmer haben heute ihren festen Platz in der Krebsbehandlung. Wegen ihrer medizinischen Bedeutung wurde die zugrundeliegende Entdeckung der Kontrollpunkte 2018 mit der Verleihung des Nobelpreises für Medizin gewürdigt.

Der japanische Immunologe Tasuku Honjo erhielt die Auszeichnung für seine Forschungen über PD-1 und dessen Steuerung, der US-Amerikaner James P. Allison für die Aufklärung eines anderen Kontrollpunkts namens CTLA-4 (engl. für cytotoxic T-lymphocyte-associated Protein 4).

Die Grundlagenforschung beider Wissenschaftler führten zur Entwicklung der heutigen Antikörper-Medikamente gegen Krebs mit den Wirkstoffen Nivolumab, Atezolizumab oder Ipilimumab.

Beim Kontrollpunkt CTLA-4 liegen die Verhältnisse etwas anders als bei PD-1. Seine Regelung ist komplizierter. Anhand der Abbildung 7.3 soll sie kurz erläutert werden.

CTLA-4 ist wie PD-1 ein Oberflächenmolekül auf der T-Zelle, das Signale empfängt und weiterleitet. Naive T-Zellen haben den Schalter nicht. Er entsteht nach ihrer Aktivierung durch eine dendritische Zelle in den Lymphknoten und bietet die Möglichkeit, schon früh eine übermäßige Produktion von T-Zellen zu verhindern.

Wie in Abbildung 7.3 rechts gezeigt, ist zur Aktivierung neben dem Kontakt zwischen T-Zell-Rezeptor und MHC der dendriti-

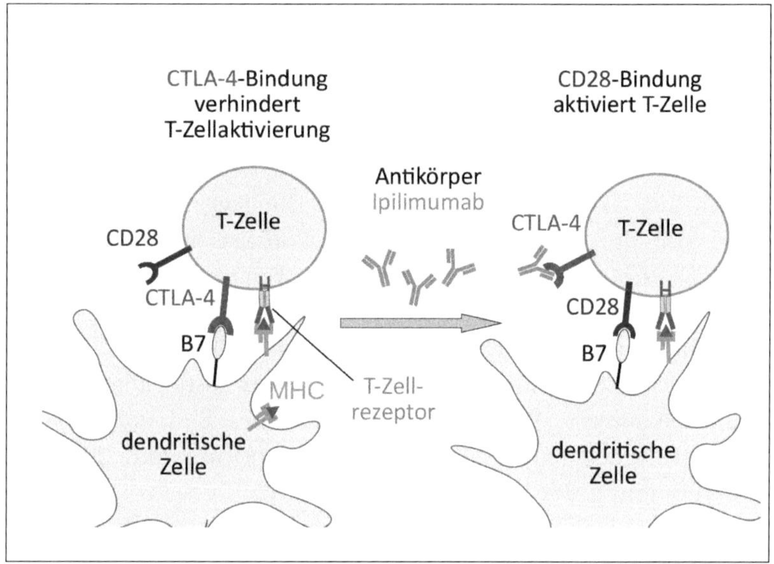

Abb. 7.3: Kontrollpunkthemmung durch Ipilimumab

schen Zelle auch ein Kontakt des B7 der dendritischen Zelle mit dem CD28 der T-Zelle erforderlich.

Bildet sich der CTLA-4 heraus, so tritt er als Andockpunkt für die dendritische Zelle in Konkurrenz zum CD28. Dabei ist die Bindung von B7 mit CTLA-4 stärker als mit CD28. Sie hat eine Deaktivierung der T-Zelle zur Folge.

Das Immunsystem nutzt diese Möglichkeit, um eine überschießende Immunantwort zu verhindern. Für Tumore sind solche dendritische Zellen willkommene Gäste, zwingen sie doch die T-Zellen in ihrer Umgebung zur Untätigkeit.

Links im Bild wird die erfolgreiche Abwehrmaßnahme des Krebses dargestellt. Durch den Kontakt B7-CTLA-4 der eingelagerten dendritischen Zellen mit den angreifenden T-Zellen wird deren Aktivität gedämpft.

Das Bild rechts zeigt, wie der Kontrollpunkthemmer Ipilimumab den CTLA-4 abschirmt und der dendritischen Zelle dadurch diese Möglichkeit nimmt.

Wenn sich ein Antikörper auf CTLA-4 setzt und die Bindung mit B7 der dendritischen Zelle auflöst oder verhindert, so dockt die dendritische Zelle mit ihrem B7 an CD28 der T-Zelle an, und diese Kopplung hat die entgegengesetzte Wirkung: Die Immunzelle wird nicht ruhig gehalten, sondern verstärkt im Gegenteil ihre Angriffskraft.

Antikörper-Therapien sind aber nicht auf die Hemmung von Kontrollpunkten beschränkt. Sie umfassen ganz allgemein Anwendungen, bei denen die Wirkung von Botenstoffen oder typische Stoffwechselwege blockiert werden – nicht nur beim Kampf gegen Krebs.

7.1 Wie kommt man zu Antikörpern?

Ein Medikament gegen Diphtherie, das 1895 der oft tödlichen Kinderkrankheit den Schrecken nahm, war nichts anderes als ein Antikörperpräparat. Nur hieß es damals nicht so, der Begriff Antikörper wurde erst 1902 von dem Mediziner und Forscher Paul Ehrlich (1854-1915) geprägt.

Der Entwickler des Medikaments, Emil von Behring (1854-1917), hatte mit seinen Kollegen folgende Überlegungen angestellt: Bei einer Infektion wehrt sich der Körper gegen die Erreger, er ringt sie schließlich nieder und wird gesund. Auch wenn Bakterien Gifte (Toxine) absondern wie bei Diphtherie und Tetanus, bildet der Körper offensichtlich Gegengifte, die das Bakterientoxin irgendwie neutralisieren, sonst gäbe es keine Gesundung. Diese natürlich gebildeten „Antitoxine“ müssten im Blut zu finden sein und man sollte mit ihnen Infektionskrankheiten heilen können.

Sie infizierten also Pferde, Schafe oder Rinder, entnahmen ihnen nach einigen Wochen Blut und gewannen daraus das Serum, in dem sie die Gegengifte vermuteten. Und der Erfolg gab ihnen recht: Schon damals konnte ihr Wundermittel 75 % der an Diphtherie erkrankten Kinder gesund machen, ein Meilenstein in der Geschichte der Medizin!

Die Wirkstoffe bei dieser Blutserum-Therapie waren die von den Immunzellen der Tiere gebildeten Antikörper. Natürlicherweise liegt eine Mischung aus mehreren Varianten vor, die von verschiedenen Zellen stammen. Daher unterscheiden sie sich in ihrem Bau und packen das Gift von unterschiedlichen Seiten, um es unschädlich zu machen.

„Polyklonale Antikörper", würden Immunologen heute sagen, und: „ein passiver, ein therapeutischer Impfstoff".

So segensreich die Antikörper-Seren zunächst auch waren, es gab noch manches zu verbessern. Die Wirkstoffe enthielten typisch tierische Anteile. Diese wurden vom menschlichen Immunsystem als körperfremd erkannt und bei wiederholter Gabe bekämpft. Noch in den 60er und 70er Jahren des letzten Jahrhunderts fragte der Arzt Verletzte, denen er eine passive Impfung gegen Tetanus empfahl, ob sie etwa bereits ein Serum vom Pferd erhalten hätten. War dies der Fall, so musste er ein Tetanus-Serum von einem andern Tier wählen.

Inzwischen verwenden die Hersteller von Antikörpern nicht mehr große Tiere, sondern Zellen, die in Nährlösungen gehalten und „kultiviert" werden.

Gefragt sind auch nicht mehr Mischungen von Wirkstoffen, wie sie Tiere liefern; denn Tiere enthalten auch schon vor der gezielten Infizierung viele Antikörper im Blut, die von andern überstandenen Infektionen stammen. Diese können im Menschen unnötig unerwünschte Nebenwirkungen entfalten. Vielmehr setzt man heute ganz auf sogenannte monoklonale Antikörper.

Monoklonal bedeutet, dass sie von einem einzigen Klon produziert wurden, also von Zellen, die alle von nur einer Zelle abstammen und daher identisch sind.

Sie heften sich folglich auch nur an genau eine Stelle ihres Zielmoleküls. Damit sind sie eindeutig definiert und in ihrer

Wirkung berechenbar und zuverlässig. Dies sind für Mediziner wichtige und geschätzte Eigenschaften.

Die Zellen für die Herstellung von monoklonalen Antikörpern stammten zunächst von Mäusen. Um sie zu gewinnen, infiziert man die Tiere mehrmals mit dem gewählten Antigen, zum Beispiel mit dem Diphtherietoxin. Wie bei Menschen auch wachsen daraufhin einige B-Zellen der Maus, die das Bakteriengift als fremd erkannt haben, zu Plasmazellen heran, den eigentlichen Antikörper-Produzenten.

Diese Plasmazellen entnimmt man nach einigen Wochen der Milz, die reich an dieser Form von B-Zellen ist, oder den Lymphknoten der infizierten Mäuse.

Allerdings kann man mit Plasmazellen keine großen Mengen Antikörper herstellen. Plasmazellen haben von Natur aus die Fähigkeit sich zu teilen verloren, und sie sterben nach rund zehn Tagen. Für eine rentable Antikörperproduktion aber braucht man Zellen, die sich wie Bakterienkulturen unentwegt vermehren und so über lange Zeit einen stetigen Strom großer Mengen an Wirkstoffen liefern.

Dieses Problem haben Zellbiologen Mitte der 70er Jahre mit einem Trick gelöst: Sie verschmolzen die Plasmazellen mit einer besonderen Art von Krebszellen, den Myelomazellen, die aus B-Zellen entstanden sind.

Dadurch schafft man künstlich Zellmischlinge, in denen die wertgebenden Eigenschaften vereint sind: Von den Plasmazellen haben sie die Fähigkeit, Antikörper zu produzieren, und wie Krebszellen sind sie fast unbegrenzt teilungsfähig und praktisch unsterblich. Diese Zellen heißen Hybridoma-Zellen.

Die Methode der Zellverschmelzung wurde von Georges Köhler und Cesar Milstein entwickelt. 1984 erhielten sie dafür den Nobelpreis für Medizin.

Unter den gewonnenen Hybridoma-Zellen wird nun die Zelle bestimmt und ausgewählt, deren Antikörper sich besonders gut und stark an das Antigen anheften. Das kann so geschehen, dass das Antigen fest auf einer Oberfläche aufgebracht ist und das Zellgemisch in einer Flüssigkeit darüber geleitet wird. Nur Zellen, die mit dem Antigen eine Bindung eingehen, werden zurückgehalten, alle anderen Zellen weggewaschen.

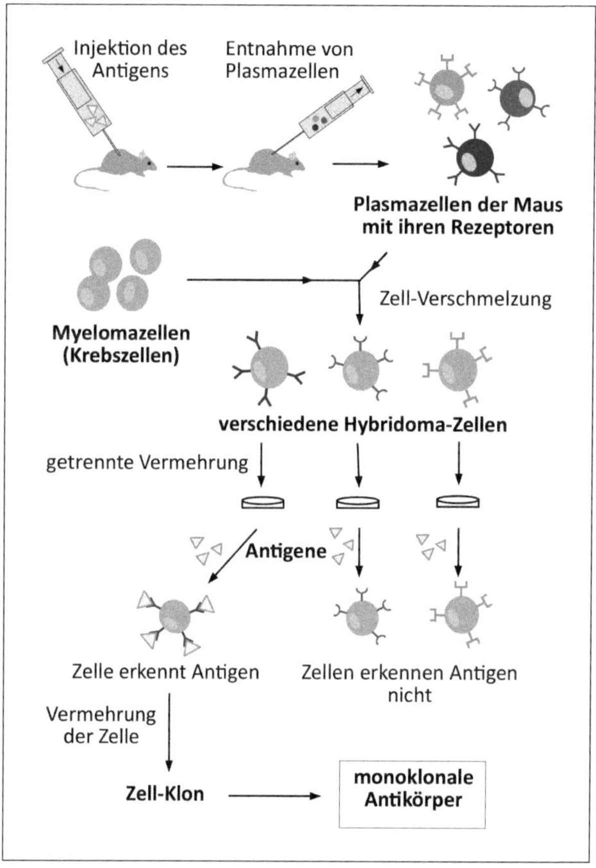

Abb. 7.4: Herstellung monoklonaler Antikörper mithilfe von Hybridoma-Zellen

Die am besten geeignete Zelle wird Stammmutter für einen theoretisch unsterblichen Klon von identischen Zellen, die alle den gleichen, wohl definierten monoklonalen Antikörper in theoretisch unbegrenzter Menge herstellen und in die Nährlösung abgeben. Abbildung 7.4 veranschaulicht die Vorgehensweise.

Nach diesem Verfahren ließen sich in Mäusen auch Antikörper gegen Kontrollpunkte des Immunsystems oder gegen Antigene des Krebses herstellen. Doch auf dem Weg zu medikamententauglichen Antikörpern waren noch einige Hürden zu nehmen.

Ganz allgemein blieben medizinische Erfolge mit den durch Mäuse gewonnenen Antikörpern zunächst aus. Die tierischen Anteile darin stören. Sie werden vom menschlichen Immunsystem als fremd erkannt und bekämpft. Das bedeutet, dass wenige Tage nach der Antikörpergabe unser Abwehrsystem seinerseits Antikörper gegen die fremden Stoffe bildet, Anti-Antikörper, und sie bei den folgenden Verabreichungen zerstört, noch ehe die ihre heilsame Wirkung entfalten können. Jede notwendige weitere Gabe wird damit wirkungslos.

Erst als es gelang, die verwendeten Mäuse gentechnisch so zu verändern, dass ihre Plasmazellen menschliche Antikörper herstellten, begann der Siegeszug dieser Wirkstoffe in der Medizin. In den letzten Jahren brachten sie den Durchbruch bei der Bekämpfung vieler Krankheiten, darunter von Tumoren aller Art.
Die Veränderung der Antikörper von den tierischen über gemischte zu menschlichen Varianten ist in Abbildung 7.5 dargestellt.

Monoklonale Antikörper sind durch die Endung -mab (engl. für monoclonal antibody) kenntlich gemacht. Antikörper mit Handelsnamen, die auf -omab enden, stammen aus der Maus. Eine Mischform, bei der bis auf den erkennenden Bereich alle Teile durch menschliche ersetzt sind, die chimären Antikörper, tragen die Endung -ximab, menschliche Antikörper -umab. Beispiele sind Ipilimumab, Nivolumab, Atezolizumab oder Pembrolizumab.

Heute werden 60-70 % der Antikörper und anderer Eiweiß-

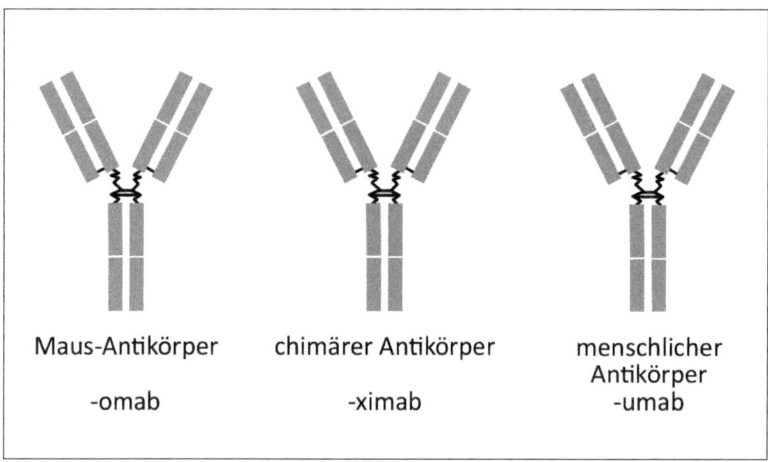

Abb. 7.5: Die Entwicklung hin zu menschlichen Antikörpern

Medikamente gentechnisch gewonnen. Das heißt, man überträgt die zur Erzeugung der Antikörper erforderlichen Gene in Zellkulturen und lässt diese die Eiweiße herstellen.

Als Produzent sind vor allem Zellen von Säugetieren vorteilhaft. Bakterien, Pflanzen oder Hefen, die sonst als Fabriken für unterschiedlichste Stoffe gute Dienste tun, sind zur Herstellung von Antikörpern weniger geeignet. Ihnen fehlen die Enzyme, die an diese Eiweiße zusätzlich die charakteristischen Zuckerketten anhängen. Und die sind wichtig, weil sie die Wirksamkeit der Antikörper im menschlichen Körper merklich erhöhen.

Die CHO-Zelllinie

Die bei weitem wichtigste Säugerzelllinie für die gentechnische Herstellung monoklonaler Antikörper sind die CHO-Zellen.

1957 gewann sie der Genetiker und Biophysiker Theodore Puck aus den Eierstöcken eines Chinesischen Zwerghamsters (Cricetulus griseus), der in seinem Labor lebte. Der Name CHO-Zellen leitet sich von „Chinese Hamster Ovary“ ab. Diese Zell-

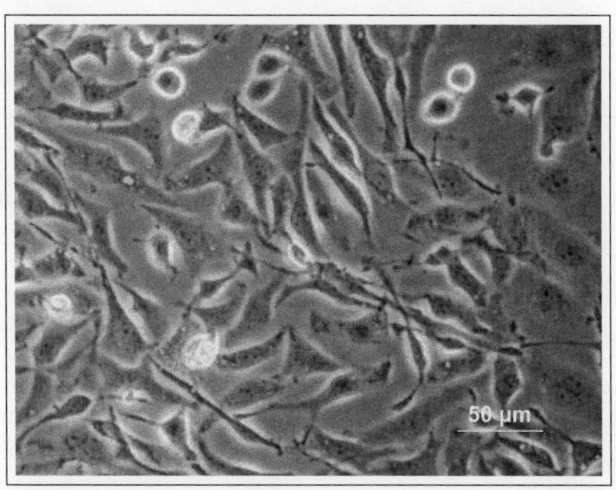

Abb. 7.6: CHO-Zellen in Zellkultur, gesehen durch ein Phasen-Kontrast-Mikroskop

Linie lebt bis heute fort und wird in Hunderten von Laboren und Produktionsanlagen auf der ganzen Welt gehalten.

Pucks Zwerghamster war ein Glücksfall für den Genetiker. Begeistert berichtete Puck: „In Kultur gehaltene Zellen aus Lunge, Niere, Milz und den Eierstöcken dieses Tieres haben sich ausgezeichnet vermehrt; und die aus den Eierstöcken konnten schon länger als zehn Monate in Kultur gehalten werden, ohne dass die Vermehrungsrate nachgelassen oder sich die Gestalt der Zellen verändert hätte.“[48]

Wie sich zeigte, übertraf die Zelllinie die geweckten Erwartungen: Nicht nur zehn Monate, sondern inzwischen schon über 60 Jahre lebt sie fort. Von der ursprünglichen sind inzwischen mehrere spezialisierte Zelllinien abgeleitet worden. Alle zeichnen sich durch ein schnelles Wachstum aus, ohne dass sich die Zellen verändern. Und sie bauen von Natur aus Eiweiße, die den menschlichen stark ähneln und daher als Medikament sehr wirksam und verträglich sind.

Darüber hinaus widerstehen sie dem Befall mit für den Menschen gefährlichen Viren wie HI-, Influenza-, Polio- oder Herpesviren, so dass die den Patienten zugeführte Antikörperlösung von diesen Krankheitserregern frei und damit besonders sicher ist.

Gentechniker schätzen an CHO-Zellen, dass sie fremdes Erbgut sehr leicht in ihr eigenes aufnehmen und die fremde Information zuverlässig z. B. in Antikörper umsetzen.

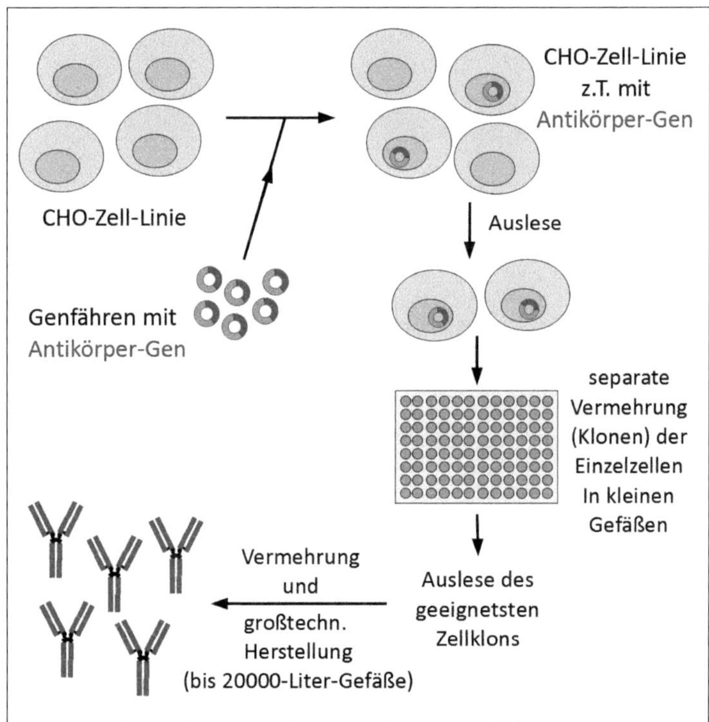

Abb. 7.7: Gentechnische Herstellung monoklonaler Antikörper

Abbildung 7.7 beschreibt die Herstellung monoklonaler Antikörper mit Hilfe von CHO-Zellen:

Das synthetisierte Antikörper-Gen wird mit speziellen, ringförmigen Genfähren in CHO-Zellen eingebracht. Nicht alle angesprochenen Zellen übernehmen das Gen. Deshalb werden die veränderten Zellen ausgelesen und einzeln zu je einem Klon vermehrt. In einem weiteren Schritt wird der aktivste Klon ausgewählt. Die so gewonnenen Zellen vermehren sich in großem Maßstab in einer Nährlösung und produzieren die gewünschten Antikörper.

Dank ihrer vielen vorteilhaften Eigenschaften wurde die CHO-Linie zum Arbeitstier der pharmazeutischen Industrie. Unter welchen Bedingungen – Temperatur, Nährstoffe, Rührgeschwindigkeit – die CHO-Zellen besonders gute Eiweiß-Ausbeuten liefern und wie dann der Wirkstoff am effektivsten gewonnen, gereinigt und gelagert wird, gehört zu den wohl gehüteten Betriebsgeheimnissen der Hersteller.

7.2 Kontrollpunkthemmer als Medikament

Die neuen Medikamente erweisen sich ganz allgemein bei Tumoren mit vielen genetischen Veränderungen als äußerst wirksam. Diese führen zur Ausbildung der ungewöhnlich hohen Anzahl bestimmter Rezeptoren. Heute werden vor allem die oben vorgestellten PD-1/PD-L1- und CTLA-4/CD28-Mechanismen medizinisch genutzt.[47]

Als erstes Medikament, das künstliche Antikörper zur Abschirmung von Kontrollpunkten einsetzt, wurde Ipilimumab (Handelsname Yervoy® von Bristol-Myers-Squibb) in der Europäischen Union eingeführt. Es blockiert den CTLA-4-Kontrollpunkt. Seit 2012 ist es für die Behandlung des schwarzen Hautkrebses (Melanom) zugelassen, wenn er schon fortgeschritten ist. Das ist dann der Fall, wenn der Tumor zu groß ist, um ihn noch zu entfernen, oder wenn er Absiedlungen gebildet und sich bereits über Blut- oder Lymphsystem ausgebreitet hat.

Wie das Institut für Qualität und Wirtschaftlichkeit im Gesundheitswesen IQWiG bekannt gibt, kann Ipilimumab die Lebenszeit von Menschen mit solchen nicht mehr operierbaren, todbringenden Melanomen um einige Monate verlängern.[49]

In einer Studie[50] beobachteten Krebsforscher, dass fünf Jahre nach einer Kombi-Behandlung mit Ipilimumab und der üblichen Chemotherapie noch etwa 18 % der Behandelten lebten, nach Chemotherapie allein nur 8 %.

In Kombination mit Nivolumab ist Ipilimumab unter bestimmten Voraussetzungen zur Behandlung von fortgeschrittenem Nierenzellkarzinom und dem seltenen Mesotheliom (Brustfellkrebs) zugelassen.

Anders als Ipilimumab greifen die neueren Medikamente wie Opdivo®, Keytruda® und Tecentriq® in den PD-1/PD-L1-Pfad ein (Abbildung 7.2).

Opdivo® (Bristol-Myers-Squibb) enthält den Wirkstoff Nivolumab. Es wurde in der EU 2015 als Medikament bei gleich sechs verschiedenen Krebsarten zugelassen. Patienten mit schwarzem Hautkrebs und manchen Formen von Nierenkrebs bekommen es als Standardbehandlung. Bei Lungenkrebs vom Typ nicht-kleinzelliges Lungenkarzinom, beim klassischen Hodgkin-Lymphom (Krebs des Lymphsystems), Blasenkrebs und bei Tumoren im Kopf-Hals-Bereich ist der Einsatz des Antikörpers erst erlaubt, wenn andere Therapien versagt haben. 2021 folgte die Zulassung für Personen mit Speiseröhren- oder oberem Magen-Krebs als zusätzliche Behandlung nach der Operation.

Keytruda® (Merck/MSD) enthält den Wirkstoff Pembrolizumab. In der EU ist es zugelassen zur Behandlung von fortgeschrittenen Krebsarten wie schwarzem Hautkrebs, Lungenkrebs, Hodgkin-Lymphom, Tumoren der ableitenden Harnwege, Kopf- und Halskrebs, Darm- sowie Speiseröhrenkrebs. Es wird nur gegen weit fortgeschrittene Tumore, die Metastasen gebildet haben oder auf keine andere Behandlung mehr ansprechen, verabreicht oder um zu verhindern, dass die Erkrankung nach Operation wieder zurückkehrt. Weitere Voraussetzung ist ein merklicher Gehalt von PD-L1 im Tumorgewebe.

In vielen Fällen übertrifft Pembrolizumab die Wirkung des älteren Ipilimumab und anderer eingeführter Krebsmedikamente. Studien belegen, dass die Patienten länger leben, die Erkrankung über Monate stagniert und je nach Studie bei 8-40 % der Behandelten alle Zeichen von Krebs verschwinden.

Atezolizumab (Tecentriq®, Hersteller Roche) ist einer der neuesten Kontrollpunkthemmer. Während die beiden vorgenannten Antikörper den PD-1 auf der T-Zelle blockieren, wirkt er auf den PD-L1 der Krebszelle und verhindert, dass diese sich verteidigen kann. Er ist seit 2017 in der EU zur Behandlung von Tumoren der Lunge und der ableitenden Harnwege zugelassen. Bei Krebskranken, für die die üblicherweise angewandte Chemotherapie mit Cisplatin nicht in Frage kommt, ist der neue Antikörper die Alternative.

2019 erhielt Atezolizumab in Kombination mit dem Chemotherapeutikum Abraxane® zudem die EU-Zulassung für die Behandlung Erwachsener mit inoperablem, lokal fortgeschrittenem oder metastasierendem dreifach-negativem Brustkrebs (TNBC),[51] für den dringend Therapiemöglichkeiten benötigt werden.

Zwei weitere Kontrollpunkthemmer, die PD-L1 blockieren, sind seit 2017 bzw. 2018 in der EU eingeführt: Durvalumab (Imfinzi® von AstraZeneca) zur Behandlung von Lungenkrebs und Avelumab (Bavencio® von Merck/Pfizer) zur Behandlung einer Hautkrebsart, des metastasierten Merkelzellkarzinoms.

Verabreicht werden die Medikamente als Infusion direkt in die Venen. Denn Antikörper eignen sich nicht für eine Aufnahme in Tablettenform. Als Eiweiße würden sie in Magen und Darm verdaut werden.

Für die Behandlung mit Ipilimumab beispielsweise sind vier anderthalbstündige Infusionen im Abstand von drei Wochen die Regel.

Nebenwirkungen

Bei dem Eingriff in die Regelkreise des Immunsystems durch Kontrollpunkt-Hemmung kommt es nicht nur zur Zerstörung des Krebsgewebes, auch gesundes Gewebe wird geschädigt.

Die Dämpfung der T-Zellaktivität über den PD-1/PD-L1-Weg und die Hemmung der Produktion von aggressiven T-Zellen über CTLA-4 sind wichtige Maßnahmen, mit denen sich das Immunsystem vor Überreaktionen schützt.

Die entfesselten T-Zellen können Entzündungen in Leber, Lunge, Darm, Bauchspeicheldrüse, Haut und Gelenken bewirken. Diese führen bei vielen Patienten zu Appetitlosigkeit, Durchfall, Hautausschlag, rheumatischen Schmerzen sowie allgemeinen Müdigkeits- und Schwächegefühlen.

Ihnen wirken Ärzte u. a. mit Kortison entgegen.

In manchen Fällen reagieren Patienten jedoch so stark, dass die Therapie abgebrochen werden muss.

Grundsätzlich sind die Behandelten engmaschig zu überwachen (mindestens bis zu fünf Monate nach der letzten Dosis). Schon bei ersten Anzeichen von Autoimmunreaktionen, die sich gegen Herz und Lunge richten können, muss sofort eingegriffen werden, weil schwere Nebenwirkungen möglicherweise mit Todesfolge oder bleibende Schäden drohen.

Allgemein ist die Belastbarkeit der Patienten auch Jahre nach erfolgreicher Behandlung gedämpft.

Bedeutung der Kontrollpunkthemmer

Bei der Behandlung fast aller Krebsformen kommen heute Kontrollpunkthemmer zum Zuge.

Gerade bei einem der aggressivsten Arten, dem fortgeschrittenen schwarzen Hautkrebs, führte die Weiterentwicklung der Antikörper zu unerwarteten Erfolgen.

Betrugen die Überlebenszeiten nach einer Chemotherapie ursprünglich im Durchschnitt 6-10 Monate, so können die neuen

Immuntherapien sie auf bis zu zehn Jahre verlängern – mit Ausblick auf mehr. Auch wenn nur 20–30 % der Behandelten auf die Therapie überhaupt ansprechen, so sind es 20–30 % gegenüber 0 % früher.[52]

Schon aufgegebene Patienten erleben über viele Jahre eine deutliche, manchmal sogar vollständige Rückbildung des entarteten Hautgewebes und der Metastasen, die sich in Organen gebildet haben.[53]

Bei Lungenkrebs, der am häufigsten vorkommenden Tumorart, die früher einem Todesurteil gleichkam, heilen die Wirkstoffe heute ebenfalls ein Viertel bis ein Drittel der Patienten. Das war vor allem bei fortgeschrittener Erkrankung mit keiner klassischen Behandlung möglich.

Ausblick

„Ich erwarte, dass sich dieser Ansatz in den nächsten Jahren als fester Baustein der Krebstherapie etablieren wird – und in vielen Fällen eine wirkliche Aussicht auf Heilung verspricht. Die Checkpoint-Inhibition wird uns dabei helfen zu verstehen, wie das Immunsystem Krebs bekämpfen kann und welche Merkmale im Tumorgewebe dabei relevant sind", schrieb 2015 Prof. Michael Platten, damals leitender Oberarzt in der Neurologie am Universitätsklinikum Heidelberg und Gruppenleiter in der Neuro- und Hirntumor-Immunologie am Deutschen Krebsforschungszentrum.[54]

Auch in Zukunft bleiben Kontrollpunkt-Hemmer ein Schwerpunkt der Krebsforschung. Man ist zuversichtlich, die Therapie ausdehnen, weiter verfeinern und treffsicherer machen zu können.

Wissenschaftler in aller Welt widmen sich der Entwicklung monoklonaler Antikörper, mit denen sich neu entdeckte Signalwege bei Krebserkrankungen beeinflussen lassen. Eine ganze Reihe neuer Kontrollpunkt-Hemmer wird zurzeit bei wiederkehrendem Blutkrebs der Art ALL (Akute Lymphatische Leukämie), bei

Hirntumoren und entartetem Gewebe in Speiseröhre und Magen klinisch erprobt.

Die rasante Entwicklung wird – so erwarten Fachleute – in Kürze zu weiteren Zulassungen führen, z. B. für Harnblasen-, Magen- und Darmkrebs.

Wie für andere Immuntherapien gilt auch für die Kontrollpunkt-Hemmung: Das, was Mediziner als große Erfolge bekanntgeben und feiern, ist für die Mehrzahl der Krebskranken zurzeit weit ab von einer verlässlichen Krebs-Heilung und Rückkehr in ihr gewohntes Leben. Da sich die verbleibende Lebenszeit einzelner Patienten aber deutlich verlängern lässt, setzen Patienten große Hoffnung darauf, dass die Therapie auch bei ihnen hilft.

7.3 Analysen werden wichtig

Es fällt bei allen Studien auf, wie unterschiedlich die einzelnen Patienten auf Kontrollpunkthemmer ansprechen. Bei einigen wenigen verschwindet der Tumor, sie werden gesund und sind es bislang über Jahre der Nachsorge geblieben. Andere reagieren gar nicht. Wieder andere erlangen nur vorübergehend Linderung, dann lebt der Krebs wieder auf. Sie gewinnen höchstens ein paar Monate Lebenszeit.

Wie ist das zu erklären?

Lange waren Krebswissenschaftler davon ausgegangen, dass es für eine Therapie auf das Körpergewebe ankommt, aus dem die Krebszellen entstanden sind. Folglich werden Medikamente allgemein für nur ganz bestimmte Krankheiten zugelassen, bei Krebs beispielsweise für Haut- oder Brustkrebs.

Auf die Kontrollpunkthemmung trifft dies nicht zu. Hier ist für den Erfolg entscheidend, ob die Blockade vorliegt, gegen die der Antikörper entworfen ist. Das kann bei einem Lungentumor der Fall sein, bei einem anderen jedoch nicht, aber eventuell wieder bei einem Nierenzellkrebs.

Dies gilt es im Einzelfall festzustellen, d. h. Analysen werden wichtig. Ihr Ergebnis entscheidet über die Art der Behandlung.

Dazu wird zuerst eine Biopsie, eine Probe des entarteten Gewebes, entnommen und eingehend untersucht. Spezialisten hierfür sind die Pathologen. Sie begutachten Krebszellen nicht nur äußerlich und unter dem Mikroskop, inzwischen hat sich ihr Fachgebiet erweitert und umfasst auch Kenntnisse und Methoden der Zellbiologie und der Gen-Analyse.

Erst seit wenigen Jahren gelingt es überhaupt, in einem Krebs festzustellen, ob er die Liganden PD-L1, die T-Zellen lähmen, ausgebildet hat oder ob er T-Zellen enthält, die den Krebs als krank erkannt haben und schon in ihn eingedrungen sind.

Bei einem Krebsgewebe, das reich an PD-L1 und T-Zellen ist, stehen die Aussichten gut, dass eine Antikörpertherapie anschlägt, denn es bedeutet zum einen, dass der Krebs diese Zellen über PD-L1 in Schach hält, und zum anderen, dass es im Körper T-Zellen gibt, die den Krebs erkennen. Die Antikörper machen dann den Weg frei für einen erfolgreichen T-Zell-Angriff.

Oft aber sucht man im entarteten Gewebe vergeblich nach T-Zellen oder findet zumindest keine, die PD-1-Antennen tragen; oder die Krebszellen haben keine PD-L1-Moleküle ausgebildet.

Dann ist davon auszugehen, dass sich dieser Tumor mit andern Mitteln vor der Körperabwehr schützt und dass ein Kontrollpunkt-Hemmer für den PD-1/PD-L1-Signalweg hier nicht wirkt.

Eine andere Therapie muss gesucht werden. Sie wird je nach Krebsgewebe bei den Patienten unterschiedlich ausfallen.

Für die Ermittlung der richtigen Vorgehensweise – ob chirurgischer Eingriff, Strahlen-, Chemo- oder Immuntherapie – spielt daher die Analyse der Erbanlagen in den Tumorzellen und die Analyse der Tumorumgebung eine entscheidende Rolle. Sie verhindert, dass kostbare Zeit mit einer unwirksamen Therapie verloren geht.

Da die Zahl der Untersuchungen von Tumorgeweben seit Jahren steigt und die Analyse immer umfangreicher und anspruchsvoller wird, hält Künstliche Intelligenz nun auch in den pathologischen Instituten Einzug. Sie ist wie geschaffen für die Auswertung der dort überwiegend eingesetzten bildgebenden Verfahren. Die KI-Systeme lassen sich trainieren, in Röntgenbildern und mikroskopischen Aufnahmen Strukturen und Marker zu erkennen und auszuzählen und daraus diagnostische Parameter zu berechnen, aus denen man schließlich die optimale Behandlungsmethode ableiten kann. Im Universitätsklinikum Dresden etwa arbeitet man gemeinsam mit dem Start-up asgen daran, die Diagnostik von Brust- und Magenkarzinomen durch schnelle automatisierte Bildanalyse mittels KI zu unterstützen.[55]

8 Antikörper greifen Krebszellen direkt an

Mit den Kontrollpunkt-Hemmern ist uns schon eine Antikörper-Therapie begegnet. Sie ist dadurch gekennzeichnet, dass die Kontaktstelle zwischen Krebs- und T-Zelle, über die der Krebs seine lähmenden Signale aussendet, blockiert wird – entweder an der Krebs- oder an der T-Zelle.

Da sie letztendlich eine Immunreaktion steuern, nämlich den Angriff von Abwehrzellen auf die Krebszelle, ordnet die Medizin die Behandlung mit Kontrollpunkt-Hemmern den Immuntherapien zu.

Antikörper werden in der Krebstherapie aber noch viel umfassender eingesetzt. Sie können so gebaut werden, dass sie in der Lage sind, ganz ausgeklügelte Aufgaben zu lösen. Dabei greifen sie nicht unbedingt in die Immunabwehr ein, sie können den Krebs auch direkt angreifen oder in seinen Regelkreisen stören.

Mediziner sprechen dann von einer zielgerichteten Therapie. Bei der Anwendung derartiger Antikörper kommt das Immunsystem erst in zweiter Linie zum Zug. Es beseitigt etwa die Trümmer der durch die Antikörpergabe zerstörten Krebszellen oder reagiert auf freigesetzte Antigene und führt die angefangene Vernichtung der Krebszellen fort.

Ein Medikament einer solchen zielgerichteten Krebstherapie ist der monoklonale Antikörper **Trastuzumab** (Handelsname Herceptin® von Roche). Er wurde 2000 zur Behandlung von Brustkrebs in der EU zugelassen.

Nach Angaben von Roche heftet er sich an den Rezeptor HER2 (Human Epidermal growth factor Receptor 2), der bei manchen Brusttumoren in unnatürlich großer Zahl gebildet wird. Über ihn empfängt die Krebszelle aus ihrem Umfeld Signale, die ihr Wachstum und ihre Zellteilung antreiben.

Trastuzumab besetzt diese Rezeptoren mit der Folge, dass die Krebszelle die Wachstumssignale nicht mehr empfangen kann und die Zelle aufhört, sich zu teilen.

Außerdem markiert der Antikörper die Krebszelle als Feind des Körpers und alarmiert so das Immunsystem, das nun seine Angriffe auf diese Zellen lenkt.

Für Frauen, deren Brustkrebs sich durch viele HER2-Rezeptoren auszeichnet, verbessert eine Behandlung mit Trastuzumab deutlich die Aussicht auf Heilung.[56]

Ein anderes Beispiel ist der Antikörper **Rituximab** (Handelsname MabThera® von Roche), der schon 1998 in Europa zur Bekämpfung von follikulären Lymphomen, bösartigen Erkrankungen des Lymphsystems, zugelassen wurde.

Er heftet sich mit seinen Ärmchen an den CD20-Rezeptor, den dieser Krebs häufig aufweist, und veranlasst die Krebszelle so, ihr Selbstmordprogramm auszulösen. Welche Mechanismen dabei im Einzelnen ablaufen, ist noch unklar.

Darüber hinaus wirkt Rituximab dadurch, dass der Fuß des Antikörpers die Aufmerksamkeit der körpereigenen Abwehr erregt. Die gekennzeichnete Zelle wird daraufhin durch herbeigeeilte Fresszellen vertilgt oder von Natürlichen Killerzellen mit Giften überhäuft.

Antikörper eignen sich auch, um einen Tumor regelrecht auszuhungern z. B. indem man ihn daran hindert, sich Zugang zum Blutgefäßsystem zu verschaffen und mit Nährstoffen zu versorgen. Der monoklonale Antikörper **Bevacizumab** (Handelsname Avastin®, Roche Pharma) fängt gezielt den von Tumoren freigesetzten Gefäßwachstumsfaktor VEGF (Vascular Endothelial Growth Factor) ab, der die Neubildung von Blutgefäßen veranlasst, und bringt so Geschwülste zum Schwinden bzw. hält ihr Wachstum auf. Bevacizumab ist seit 2005 auf dem Markt und wurde in Kombination mit anderen Medikamenten zur Behandlung von Darm-, Lungen-, Brust-, Nierenzell- und Eierstockkrebs zugelassen.

Antikörper bieten noch mehr Möglichkeiten. Man könnte sie z. B. mit hoch wirksamen Zellgiften oder radioaktiven Wirkstoffen bestücken. Als Antikörper-Wirkstoff-Konjugate wirkten sie dann wie Lenkwaffen, die auf ein bestimmtes Merkmal eines Tumors justiert sind, sich an ihrem Ziel sammeln und dort nicht nur das Immunsystem auf den Plan rufen, sondern auch mit ihren mitgebrachten Waffen die entarteten Zellen direkt zerstören.[57]

2021 wurde mit **Trastuzumab-Deruxtecan** (Handelsname Enhertu von Daiichi Sankyo Europe) ein solcher „bewaffneter" Antikörper von der Europäischen Arzneimittelagentur zur Behandlung von Metastasen-bildendem Brustkrebs zugelassen. Die neue Therapie verlängerte in den vorausgegangenen Studien die Zeitspanne, in der sich der Tumor nicht weiter ausbreitet, auf bisher unerreichte Werte, nämlich auf median 16 Monate, bei einigen Patientinnen sogar auf über 28 Monate! Gut zwölf Prozent der Studienteilnehmer, die alle auf keine anderen Behandlungen mehr angesprochen hatten, starben.

Der Antikörper Trastuzumab wird hier benutzt, um das Zellgift Deruxtecan gezielt zu den Tumorzellen zu bringen. Jedes Antikörpermolekül trägt bis zu acht Giftmoleküle. Über das HER2-Eiweiß, das auf etwa 20 % aller Brustkrebstumore vorkommt, gelangt das Medikament in die Zelle. Dort bauen Enzyme die Wirkstoff-Kombination ab, Deruxtecan wird frei und tötet die Zelle ab.

Auch an weiteren Krebserkrankungen mit HER2-Mutationen wie dem metastasierten Magen- und dem metastasierten nichtkleinzelligen Lungenkarzinom wird Enhertu erfolgreich getestet.

8.1 Bispezifische Antikörper

Natürliche Antikörper bestehen aus verschiedenen Bausteinen, die in den B-Zellen durch jeweils ein Gen beschrieben sind. Da die Bauanleitungen vorliegen, ist es für Gentechnologen ein Leichtes, die Gene neu zu kombinieren und so abgewandelte Antikörper für medizinische Anwendungen zu schaffen.

Für die Krebsbekämpfung wären Antikörper nützlich, die unterschiedliche Arme hätten, um zwei Zellarten eng miteinander verbinden zu können, etwa Krebszelle und T-Zelle.

Man begann also, Formen aus zwei unterschiedlichen Antikörpern herzustellen, sogenannte bispezifische Antikörper.

In der historischen Entwicklung wurden zunächst zwei natürliche ypsilonförmige Varianten gentechnisch zu einem Quadroma genannten Misch-Antikörper verschmolzen.

Quadromas zeigten nach der ersten Verabreichung zwar eine Wirkung gegen Krebs, sie ließ aber schnell nach, und blieb nach der zweiten Gabe völlig aus. Wie sich herausstellte, reagierte das Immunsystem auf die künstlichen Antikörper und zerstörte sie.

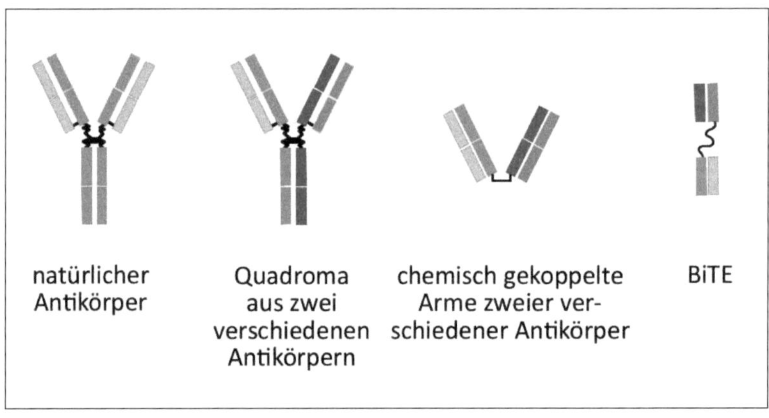

Abb. 8.1: Verschiedene Generationen bispezifischer Antikörper

Die Analyse ergab auch, dass der Fuß des künstlichen Immuneiweißes die Abwehrmaßnahmen angeregt hatte.

Bei der nächsten Generation bispezifischer Antikörper verzichtete man folglich auf den Ypsilon-Fuß und verknüpfte lediglich zwei unterschiedliche Arme über eine chemische Bindung.

Eine noch kleinere Version schließlich beschränkt sich auf die Enden der beiden Arme, die eigentlichen Erkennungsbereiche. Als Bindeglied dient eine Eiweißkette. Dieser Typ heißt BiTE (engl. Bi-specific T-cell engager (einer, der T-Zellen in Dienst stellt).

Dank ihre geringen Größe sind die BiTEs für das Immunsystem unsichtbar.

Abbildung 8.1 zeigt die verschiedenen Generationen bispezifischer Antikörper.

Die Weiterentwicklung zu medizinisch verwertbaren bispezifischen Antikörpern führte zur Zulassung des BiTE-Wirkstoffs Blinatumomab (Handelsname Blincyto® der Firma Amgen). Er wurde im November 2015 in der EU gegen die Krebsarten Non-Hodgkin-Lymphom und Akute Lymphatische Leukämie (ALL) zugelassen. Bei beiden Krankheiten sind B-Zellen entartet und vermehren sich übermäßig.

Bau und Wirkung von Blinatumomab zeigt Abbildung 8.2. Der Antikörper erkennt mit seinem einen Ende das für T-Zellen charakteristische Kennzeichen CD3, mit dem andern das Oberflächeneiweiß CD19, das alle B-Zellen besitzen, und bindet die beiden Zellen aneinander.

Der CD3-Rezeptor als Andockpunkt wurde auch deshalb gewählt, weil die T-Zelle über diesen Rezeptor zur Absonderung von Zellgiften angeregt wird. Die Gifte wirken dann wegen der räumlichen Nähe konzentriert auf die Krebszelle.

Das Besondere bei BiTEs ist ihr Vermögen, T-Zellen ohne Beteiligung der natürlichen T-Zell-Rezeptoren zu aktivieren. Die T-Zelle muss die Krebszelle nicht als solche erkennen, jede belie-

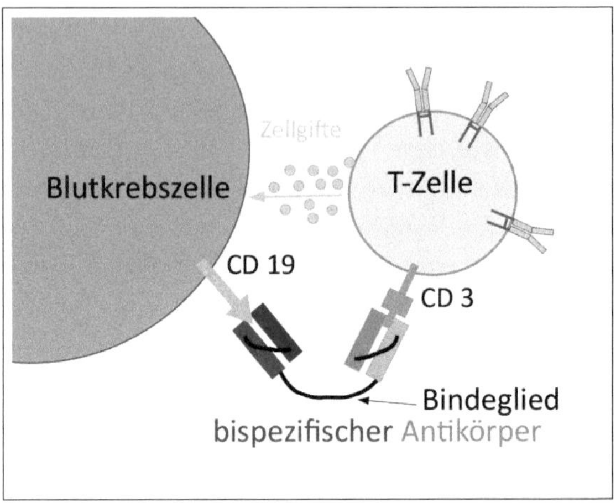

Abb. 8.2: Wirkmechanismus eines BiTes gegen Blutkrebs

bige T-Zelle kann vom Antikörper „engagiert", also festgehalten und zur Krebsbekämpfung herangezogen werden.

BiTEs sollten daher allgemein Patienten helfen können, in deren Krebsgewebe keine eingedrungenen T-Zellen nachzuweisen sind, die offensichtlich gar keine Krebs-erkennenden T-Zellen besitzen.

Wie gut der Antikörper Blinatumomab in der Praxis wirkt, zeigt eine Studie mit Patienten, die an Akuter Lymphatischer Leukämie ALL litten. An diesem Blutkrebs erkranken in Deutschland jedes Jahr rund tausend Personen.

Die Teilnehmer der Studie hatten die für diese Erkrankung übliche Chemotherapie erhalten, die erfahrungsgemäß aber nur bei 50-60 Prozent der ALL-Kranken zur Heilung führt. Bei den übrigen gelingt es nicht, alle Krebszellen abzutöten, d. h. bei ihnen kehrt der Krebs mit hoher Wahrscheinlichkeit zurück. Ihre Sterberate ist sehr hoch.

Aus dieser Patientengruppe wurden mit hochempfindlichen Methoden Teilnehmer ausgewählt, für die eine Behandlung mit Blinatumomab erfolgversprechend war. Von diesen sprachen knapp 80 Prozent sehr gut auf die Antikörpertherapie an und gelten als geheilt.[58] Ein riesiger Erfolg!

Wie immer gibt es auch hier Nachteile. Auch Blinatumomab greift unterschiedslos alle B-Zellen an. Dadurch können schwerwiegende, teilweise lebensbedrohliche Nebenwirkungen auftreten, die sorgfältig überwacht werden müssen.

Ein weiterer Nachteil ist, dass die bispezifischen Antikörper bisher zwar gegen vereinzelte Krebszellen, wie sie bei Blutkrebs vorliegen, Wirkung entfalten, kaum aber gegen Krebsgeschwüre.

Ausblick

Um mit BiTEs auch solide Tumore bekämpfen zu können, verfolgen Heidelberger Forscher am Nationalen Centrum für Tumorerkrankungen (NCT) den Ansatz, die Wirkstoffe von den Tumorzellen selbst herstellen zu lassen.

Sie entstehen dann dort, wo sie auch wirken sollen, anstatt durch den ganzen Körper zu reisen und unterwegs auch gesunde Zellen zu schädigen.

Damit Krebszellen die BiTEs erzeugen können, benötigen sie die entsprechenden Antikörper-Gene. Diese lassen sich mit Hilfe von Viren in die Krebszellen übertragen.

Als Gen-Fähre dienen z. B. abgeschwächte Masern-Viren, in deren Erbgut die Gene zum Bau der bispezifischen Antikörper eingepflanzt wurden. Die Viren sind für ihre Aufgabe so verändert, dass sie nicht mehr krank machen und ausschließlich in Krebszellen eindringen. Wie das möglich ist, wird im Abschnitt 9.4 erläutert.

So veränderte Viren befallen die Krebszellen und bauen nach Virenart in deren Erbgut ihr eigenes ein, einschließlich der zusätzlichen Gene. Die befallene Krebszelle wird dadurch zur Produktion der bispezifischen Antikörper gezwungen.

In ihrer Studie konnten die Forscher nachweisen, dass die Zelle die Anweisungen befolgt und den Antikörper herstellt. Er wird frei, wenn sich die Viren in der Wirtszelle so stark vermehrt haben, dass sie schließlich platzt. Dann verbinden sich die vielen BiTEs mit jeweils einem ihrer Arme mit einem Antigen auf einer Krebszelle und fangen mit dem andern eine T-Zelle ein.

Dass die Vorgehensweise erfolgreich ist, zeigten erste Versuche an Mäusen mit Haut- und Darmkrebs. Das Überleben der Tiere wurde nachweislich verlängert, einige Mäuse wurden sogar gesund.[59]

Wissenschaftlern des Biotechnologieunternehmens BioNTech AG in Mainz gelang es ebenfalls, bispezifische Antikörper in den Krebszellen selbst fertigen zu lassen, sie schlugen aber einen anderen Weg ein.

Statt Viren benutzten sie Boten-RNA. Wir kennen sie als die beweglichen Blaupausen von Teilstücken der DNA, deren Aufgabe es ist, die Bauanleitungen vom Zellkern zu den Eiweißfabriken zu überbringen. Künstlich hergestellte Boten-RNA eignet sich ebenfalls als Träger für den Bauplan von Antikörpern und wird in der Zelle wie eigene Boten-RNA in Eiweiße übersetzt.

Die Forscher umgaben die RNA mit einer speziellen Hülle, die sowohl vor zerstörenden Enzymen schützt als auch ausschließlich an Krebszellen haftet, und verabreichten sie krebskranken Mäusen.

Die bispezifischen Antikörper entstanden tatsächlich. Mehr noch, sie beseitigten die aggressiven Tumore, und zwar mit etwa der gleichen Wirksamkeit wie die im Labor synthetisierten BiTEs.[60]

Diese viel versprechende Technik wurde 2020 zum Vorbild für BioNTechs Entwicklung des erfolgreichen Corona-Impfstoffs und erklärt die Schnelligkeit, mit der er entwickelt und in die klinischen Prüfungen gehen konnte.

Auch die neue Krebs-Therapie mit Boten-RNA, die im Körper des Patienten bispezifische Antikörper erzeugt, kann man als eine therapeutische Impfung gegen Krebs bezeichnen.

8.2 Nanobodies

Bispezifische Antikörper kommen ohne den größten Teil der normalen menschlichen Antikörper aus, aber es geht noch kleiner: Einzeldomänen-Antikörper bestehen nicht aus zwei, sondern nur aus einer einzigen erkennenden Einheit eines Antikörper-Arms. Sie sind von Antikörpern abgeleitet, die für Kamele typisch sind, und werden kurz Nanokörper (engl. Nanobodies) genannt.

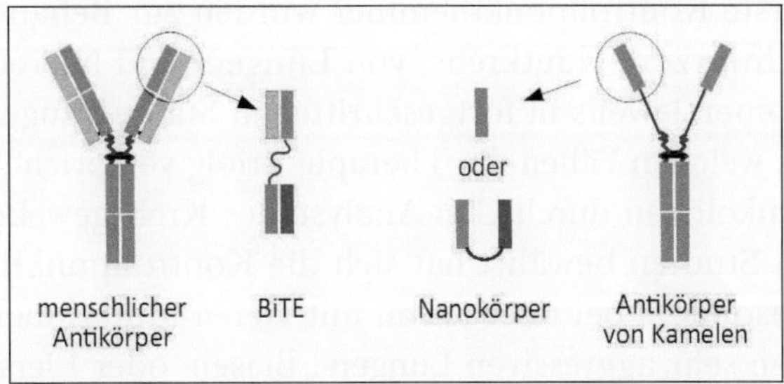

Abb. 8.3: Nanokörper leiten sich wie BiTEs von natürlichen Antikörpern ab.

Diese Eiweißkörper sind so klein, dass sie die Blut-Hirn-Schranke überwinden und die Membran von Zellen passieren können. Da sie gut zu handhaben sind, sollen sie in Zukunft eingesetzt werden, um im Innern von Zellen gezielt Moleküle zu beeinflussen, die bei der Entstehung von Krankheiten – nicht nur von Krebs – von Bedeutung sind.

Forscher der US-amerikanischen Firma Singh Biotechnology haben sich die Entwicklung von Nanokörper-Medikamenten zur Aufgabe gemacht. An Zellen verschiedener menschlicher Krebsarten konnten sie im Labor bereits zeigen, dass ihr aus zwei verschiedenen Nanokörpern gebauter Wirkstoff, wie in Abb 8.3 dargestellt, das Tumorwachstum merklich unterdrückt. Auch in Versuchen an krebskranken Mäusen wollen sie so die Geschwülste zum Schrumpfen gebracht haben. Ergebnisse, welche die Hoffnung auf eine weitere Waffe gegen Krebs nährt.

Was aus Kapitel 7 und 8 mitgenommen werden soll

- Antikörper für die Krebsbehandlung werden gentechnisch als monoklonale Antikörper hergestellt und in Form einer Infusion verabreicht.
- Kontrollpunkthemmer sind Antikörper, welche die Abwehr des Tumors schwächen, indem sie gezielt bestimmte, T-Zellen hemmende Signale unterbinden.
- Erste Kontrollpunkthemmer wurden zur Behandlung von schwarzem Hautkrebs, von Lungen- und Nierenzellkarzinomen jeweils in fortgeschrittenen Stadien zugelassen.
- In welchen Fällen die Therapie Erfolg verspricht, erkennen Onkologen durch Gen-Analyse des Krebsgewebes.
- In Studien bewährt hat sich die Kontrollpunkthemmung besonders bei Krebsarten mit vielen Mutationen, wie bei den sehr aggressiven Lungen-, Blasen- oder Eierstockkarzinomen.
- Mögliche Nebenwirkungen der Medikamente sind vor allem Entzündungen und Autoimmunreaktionen, die sofortiges Eingreifen des Arztes erfordern.
- Andere therapeutisch erfolgreiche Antikörper wie das Brustkrebsmedikament Trastuzumab sind so gebaut, dass sie lebenswichtige Signalübertragungswege blockieren und die Krebszelle so direkt schädigen.
- Antikörper, die mit Zellgiften oder radioaktiv strahlenden Stoffen gekoppelt und an Krebszellen adressiert sind, stehen in klinischer Prüfung bzw. sind bereits zugelassen.
- Bispezifische Antikörper verbinden Krebszellen unmittelbar mit beliebigen T-Zellen, die dadurch veranlasst werden, die Krebs-Zellen zu vernichten.
- Alle Antikörper-Therapien setzen voraus, dass ein geeignetes Antigen als Ziel gefunden wird.

9 Impfung gegen Krebs

Beim Impfen gibt es zwei unterschiedliche Herangehensweisen.

Im Fall der Schutzimpfung oder dem vorsorglichen Impfen wird, bevor eine Krankheit überhaupt ausbricht, das Immunsystem darauf vorbereitet.

Vorbeugendes Impfen – wie etwa gegen Kinderlähmung oder Grippe – schützt gut vor Krankheiten, die durch Viren oder Bakterien verursacht werden. Die Impfstoffe enthalten tote oder abgeschwächte Erreger, häufig auch nur einige typische Erregerbestandteile und gaukeln so dem Immunsystem eine Infektion vor. Das reagiert sofort. Es zerstört die fremden Stoffe und baut Antikörper sowie B- und T-Gedächtniszellen, die im Fall einer tatsächlichen Ansteckung den fremden Keim sofort abfangen.

Eine solche vorbeugende Impfung gegen „Humane Papilloma-Viren“ (HPV), die Gebärmutterhalskrebs auslösen, wurde schon vor Jahren als „Impfung gegen Krebs“ gefeiert.

Das ist zwar nicht falsch, aber der damals eingeführte Impfstoff richtet sich nicht gegen den Gebärmutterhalskrebs als solchen, sondern gegen Viren, die menschliche Zellen so reizen können, dass sie entarten.

Die HPV-Impfung wird heute jungen Mädchen und inzwischen auch Knaben als möglichen Überträgern empfohlen.

Beim therapeutischen Impfen ist die Krankheit schon ausgebrochen und der Impfstoff neutralisiert die Erreger oder die von ihnen ausgeschütteten Gifte. Wundstarrkrampf ist eine Krankheit, bei der durch Impfung von Antikörpern die von den Bakterien produzierten Gifte unwirksam gemacht werden.

Um heilende Impfungen gegen schon bestehenden Krebs soll es im Weiteren gehen.

Krebsgewebe mit einem Serum anzugehen, ist eine ungleich anspruchsvollere Aufgabe als einzelne Bakterien oder Viren zu bekämpfen. Der Feind verfügt über ein ausgeklügeltes Abwehrsystem und trotzt dem Immunsystem als gut verteidigtes kompaktes Bollwerk.

Trotz der Schwierigkeiten versucht man nach demselben Prinzip wie bei der Impfung gegen Infektionskrankheiten, die Aufmerksamkeit der Immunabwehr auf die charakteristischen körperfremden Merkmale bösartiger Zellen zu lenken und zu einer Reaktion zu bewegen.

Im Vergleich zu andern Immuntherapien wie Kontrollpunkthemmung und adoptiver Zelltherapie konnten Impfungen lange Zeit kaum beachtenswerte Erfolge verzeichnen. Sie standen deshalb in der westlichen Medizin lange Zeit in deren Schatten.

Anders in China. Dort wurde die Forschung vorangetrieben und führte schon 2003 zur Zulassung eines ersten Viren-Impfstoffs.

Der Erfolg beflügelte auch die Forschung im Westen. Es gab gleich mehrere Ideen, woraus ein therapeutischer Impfstoff bestehen könnte. Verschiedene Forschergruppen erproben seitdem konkurrierende Ansätze mit „experimentellen" Impfstoffen d. h. mit Seren, die nur in wenigen Kliniken angeboten und an einer kleinen Zahl von Kranken ausprobiert werden.

2013 und 2015 wurden in den USA und in der EU erste Seren gegen Prostata- und Hirntumore zugelassen.

9.1 Impfung mit Krebs-Antigenen

Ein vorbeugender Impfstoff etwa gegen Grippe enthält Teile des krankmachenden Virus als Wirkstoff und reizt damit das Immunsystem zur Abwehr dieses Virus. Entsprechend sollte es möglich sein, auf einen körpereigenen Feind, den Krebs, durch eine Impfung aufmerksam zu machen. Dazu, so war die Überlegung der

Onkologen, müsste man statt Virusbestandteilen einfach Teile des Tumorgewebes verwenden, die für das gesunde Gewebe untypisch sind, daher als ähnlich fremd wie ein Virus oder Bakterium erkannt werden und folglich eine Immunreaktion auslösen. Das Immunsystem würde sich dann gegen den Impfstoff und ebenso gegen den Tumor wenden.

Es zeigte sich allerdings, dass es ganz so einfach nicht ist. Die Forscher müssen tief in die Molekular- und Zellbiologie und deren Chemie einsteigen, um Erfolg versprechende Ansatzpunkte zu finden. Die größte Schwierigkeit besteht wieder einmal darin, die „richtigen" Teile des Tumors für den Impfstoff auszuwählen.

Geeignete Merkmale müssen auf dem Krebsgewebe häufig, auf gesunden Zellen aber möglichst gar nicht vorkommen, am besten also vom Krebs neu geschaffene, für den Körper völlig fremde Antigene (Neo-Antigene) sein. Sie haben die größten Aussichten, eine Immunantwort ohne Nebenwirkungen in Gang zu setzen. Aber die Neo-Antigene sind bei jedem Tumor anders und nur mit hohem Aufwand zu bestimmen.

Das Problem, die wirksamsten Antigene zu entdecken, kennen wir schon von der CAR-T-Zelltherapie. Auch bei den ersten getesteten Impfstoffen war es nur ungenügend gelöst. Man hatte „typische Krebs-Antigene" gewählt, die sich jedoch – wie man dann feststellen musste – auch auf einigen normalen Zellarten finden oder ihnen zum Verwechseln ähnlich sind. Das Immunsystem entscheidet sich dann, entweder bösartige wie gesunde Zellen zu verschonen oder aber, wenn es stark aktiviert wird, beide zu bekämpfen. Das eine bedeutet kaum messbare Wirksamkeit, das andere Gewebe- und Organschädigung. In jedem Fall verfehlten die Impfungen ihr Ziel.

Nach über zwei Jahrzehnten, in denen Impfstoffe mit solchen für Krebs typischen und dann künstlich hergestellten Antigenen klinisch getestet werden, ist die Entwicklung deutlich vorangekommen – auch weil moderne Sequenziergeräte in immer kürzerer Zeit in der Lage sind, die Reihenfolge der etwa 30 Millionen

Erbgutbausteine in einer Zelle, die zur Herstellung von Eiweißen abgelesen werden, aufzuklären.

Durch Vergleich der Daten von gesunden und entarteten Zellen einer Person wird erkennbar, durch welche typischen Mutationen sich der untersuchte Krebs auszeichnet und welche Eiweiße dadurch wie verändert auftauchen sollten.

Umfangreiche Rechnerprogramme können aus den Sequenzierdaten die präsentierten einzigartigen Krebs-Antigene, die gesuchten Neo-Antigene, vorhersagen. Sie helfen auch dabei, diejenigen herauszulesen, die besonders gut auf den Molekültellern haften, also höchstwahrscheinlich auch dort erscheinen und ein verlässliches Ziel darstellen.

Neu eingeführte Herstellungsverfahren ermöglichen es, in kurzer Zeit ausreichende Mengen der erforderlichen Neo-Antigene zu erzeugen.

Deutliche Fortschritte durch diese Techniken zeigten sich in mehreren Studien.

In einer sehr kleinen Studie,[61] deren Ergebnisse 2017 veröffentlicht wurden, haben amerikanische Krebsforscher einen Neo-Antigen-Impfstoff gegen schwarzen Hautkrebs getestet. Nach der herkömmlichen Behandlung besteht bei dieser Krebsart ein hohes Risiko, dass die Erkrankung wieder zurückkehrt. Um dies zu verhindern, erhielt jeder der sechs Patienten ein auf seinen persönlichen Tumor zugeschnittenes Serum mit bis zu 20 Neo-Antigenen. Es wurde in sieben Portionen, verteilt über 20 Wochen, unter die Haut gespritzt.

Nach zweieinhalb Jahren waren vier der sechs Patienten noch krebsfrei, die beiden anderen erst, nachdem sie zusätzlich eine Behandlung mit Kontrollpunkthemmern erhalten hatten. Nach diesen Erfahrungen sehen sich die Forscher auf Erfolgskurs; ihr Versuch ist aber noch nicht abgeschlossen, die Geimpften werden weiter beobachtet.

Die Therapie ist äußerst aufwändig. Auch mit der modernsten Technik dauerte es allein etwa drei Monate, bis der Neo-Antigen-

Impfstoff hergestellt war. Bei größerer Nachfrage ist aber davon auszugehen, dass sich die Produktionszeit deutlich verkürzen lässt.

Eine andere Impfung wendet sich gegen das „nichtkleinzellige Lungenkarzinom" (NSCLC). Bei dieser häufigsten Lungenkrebsart tragen die Tumore das so genannte MUC1-Antigen in besonders hoher Dichte auf ihren Zelloberflächen. Es ist deshalb als Wirkstoff in einem Impfserum gut geeignet.

In einer großen Studie an über tausend Patienten mit inoperablem NSCLC ohne Metastasen ergab sich eine merkliche Verlängerung der Überlebenszeit (im Durchschnitt 5-7 Monate), wenn die Patienten parallel zu einer Chemo-Strahlen-Therapie mit dem MUC1-Eiweiß bzw. Teilen davon geimpft wurden.[62]

Auch bei schwer zu operierenden Hirntumoren vom Typ „Gliom" hat man in den letzten Jahren einen Angriffspunkt für eine Impftherapie entdeckt.

Bei dieser seltenen Erkrankung sind die Stützzellen des Hirns, die Gliazellen, entartet. Die Medizin kann bislang nur mit Bestrahlung und Chemotherapie versuchen, den Tumor in Schranken zu halten.

Der Impfstoff basiert darauf, dass die Zellen des Glioms relativ häufig eine Mutation in einem bekannten Enzym (Isocitrat-Dehydrogenase-1) haben und Bruchstücke des mutierten Enzyms präsentieren. Mit einer gewissen Wahrscheinlichkeit enthalten die präsentierten Bruchstücke die Mutationsstelle. Im Impfserum bilden Peptide mit der Mutationsstelle des Enzyms den wirksamen Bestandteil. Das Immunsystem spricht darauf an, indem es die Krebszellen angreift.

Wie eine klinische Phase-I-Studie zeigte, ist die Impfung gut verträglich und es entstehen nachweislich T-Zellen, welche die mutierten Zellen erkennen und zerstören. Jedoch reichte ihre Wirkung nicht aus, den Tumor unter Kontrolle zu bringen.[63]

9.2 Impfung mit dendritischen Zellen

Eine andere Möglichkeit, das Immunsystem auf Neo-Antigene aufmerksam zu machen, ist die Impfung mit dendritischen Zellen.

Der Einsatz von dendritischen Zellen zur Krebsbekämpfung wurde schon bei der adoptiven T-Zell-Therapie erwähnt. Der Gedanke wird bei den Impf-Therapien wieder aufgenommen.

Zur Erklärung noch einmal kurz die Bedeutung der dendritischen Zellen.

T-Zellen sind die Spezialisten, wenn es darum geht, krankhaft veränderte Körperzellen aufzuspüren und auszumerzen. Bevor sie aktiv werden können, müssen sie jedoch von dendritischen Zellen scharf gemacht werden. Diese Immunzellen mit den verzweigten Fangarmen sammeln auf ihrer Patrouille durch den Körper ein, was Zellen auf ihren Oberflächen vorzeigen. Sie nehmen Teile davon auf, zerlegen sie in ihrem Innern und zeigen die Bruchstücke den T-Zellen in den Lymphknoten vor.

Sind die dendritischen Zellen Krebsgewebe begegnet, so präsentieren sie auch typische Krebskennzeichen. T-Zellen, die diese mit ihren Rezeptoren erkennen, werden veranlasst, sich stark zu vermehren und Jagd auf den Feind mit den bekanntgegebenen Antigenen zu machen.

Eine dendritische Zelle mit dem richtigen Antigen bewirkt so die Entstehung von einigen tausend T-Zellen, die für einen Angriff auf Zellen, die das Antigen tragen, befähigt sind.

Von den dendritischen Zellen hängt also ab, ob und gegen welches Merkmal ein Angriff des Immunsystems in Gang kommt.

In Krebskranken erledigen die T-Zellen ihre Aufgabe offensichtlich nur ungenügend. Ein Grund kann sein, dass ihre Zahl einfach zu gering ist. Eine Möglichkeit, dem abzuhelfen, ist es, die Anzahl der dendritischen Zellen, die das geeignete Antigen präsentieren, zu erhöhen, denn jede dieser dendritischen Zellen schafft zusätzliche Armeen angriffsbereiter T-Zellen.

Die Herstellung eines Impfstoffs aus dendritischen Zellen ist in Abbildung 9.1 dargestellt. Einem Krebspatienten wird Blut entnommen und daraus eine bestimmte Art von Blutzellen, die Monozyten, abgetrennt. Sie sind die Vorläuferzellen, aus denen im Körper u. a. dendritische Zellen hervorgehen.

Auch im Labor gelingt es, in einer Nährlösung mit bestimmten Botenstoffen aus Monozyten junge dendritische Zellen in großer Zahl heranzuziehen. Das dauert etwa eine Woche.

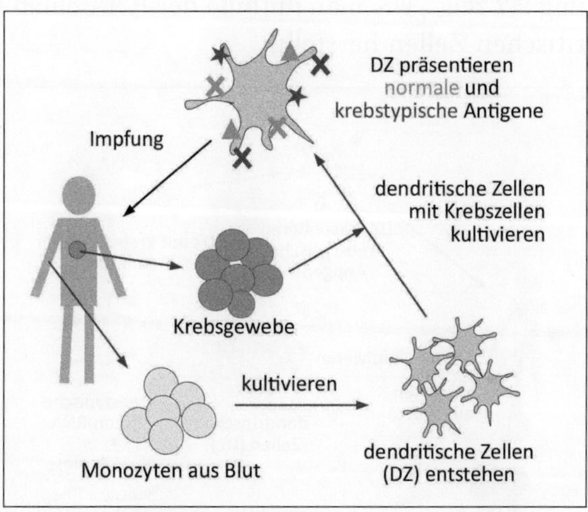

Abb. 9.1: Herstellung eines Impfstoffs aus dendritischen Zellen

Damit die so gewonnenen dendritischen Zellen in der Lage sind, Bruchstücke des den Krebs kennzeichnenden Antigens zu präsentieren, wird der Nährlösung etwas von dem Krebsgewebe des Patienten hinzugefügt. Das bewirkt, dass die dendritischen Zellen nach kurzer Zeit neben vielen normalen Zellmerkmalen auch die verschiedenen Krebs-Antigene auf ihrer Außenhülle vorzeigen.

Die dendritischen Zellen mit den Bruchstücken der Krebs-Antigene sind dann der Wirkstoff in dem Impfserum, das dem Patienten unter die Haut gespritzt wird.

Ein anderes Verfahren zum Heranzüchten geeigneter dendritischer Zellen setzt statt der Bestandteile des Krebsgewebes den Krebszellen entnommene Boten-RNA der Nährlösung zu.

Boten-RNA ist das bewegliche fadenförmige Molekül, das die Bauanleitung vom Zellkern in die Eiweißfabriken der Zelle trägt. Die Art der in den Tumorzellen vorhandenen Boten-RNA-Moleküle spiegelt daher wider, welche Eiweiße – auch welche typischen Tumoreiweiße – die Zelle gerade baut.

Abbildung 9.2 zeigt, wie man mithilfe der RNA einen Impfstoff aus dendritischen Zellen herstellt.

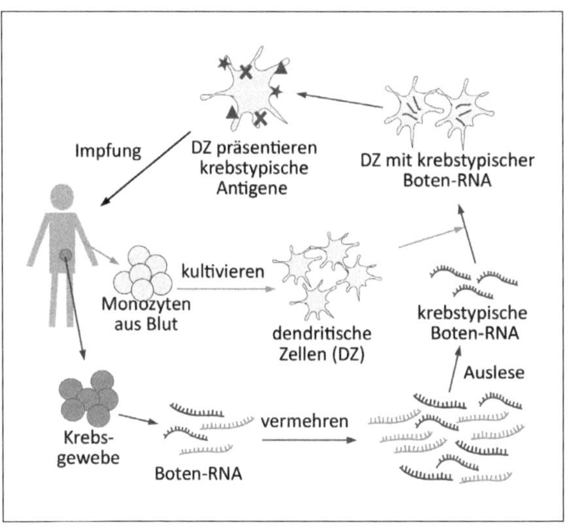

Abb. 9.2: Herstellung eines Impfstoffs aus dendritischen Zellen unter Verwendung von Boten-RNA des Tumors

Zunächst werden die verschiedenen, von der Krebszelle gebildeten Boten-RNA-Stränge aus den Krebszellen herausgelöst, und in großer Zahl vermehrt. Von allen Strängen werden dann die ausgelesen, die nicht in gesunden, sondern nur in Krebszellen des Patienten vorkommen. Nur diese werden der Nährlösung zugefügt. Die dendritischen Zellen nehmen sie auf, stellen die charakteristischen Krebs-Eiweiße her und präsentieren Bruchstücke davon auf ihrer Oberfläche.

Genau das will man erreichen, denn so können die dendritischen Zellen – zurück im Körper des Kranken – T-Zellen den Befehl geben, gegen den Krebs dieses Patienten in den Kampf zu ziehen.

Vorteil des Verfahrens gegenüber der zunächst beschriebenen Variante ist die Möglichkeit, die dendritischen Zellen nur mit krebsspezifischen Eiweißen zu beladen. Dadurch steigt die Wirksamkeit der Behandlung.

Die Impflösung mit den sorgsam kultivierten und vermehrten Zellen wird in Portionen eingefroren, nach Einsatzplan, der sich über Monate und Jahre erstreckt, portionsweise aufgetaut und dem Krebskranken in die Haut des Oberarms gespritzt. Wegen ihrer großen Anzahl – Millionen pro Impfdosis – sollten die Zellen einen umfassenden und starken Überfall auf den Tumor einleiten.

Während Antikörper wie Kontrollpunkthemmer nur an einer Stelle ansetzen, wirkt die Impfung mit dendritischen Zellen sehr breit. Sie setzt die gesamte Immunabwehr in Bewegung. Statt einem einzigen zeigt sie gleich mehrere Merkmale als Ziel auf, so dass sich auch mehrere verschiedene T-Zellklone mit Helfer- und Gedächtniszellen bilden und den Tumor von verschiedenen Seiten in die Zange nehmen. Es gelingt ihm dadurch nicht so leicht, dem Angriff auszuweichen und resistent zu werden. Und da dendritische Zellen auch Natürliche Killerzellen aktivieren, wird auch das angeborene Immunsystem mit einbezogen.

Soweit die Theorie.

In der Praxis zeigen sich sehr unterschiedliche Erfolgsquoten. Die besten Ergebnisse erzielen Impfstoffe mit dendritischen Zellen bei einer geringen Tumorlast. Das kann in frühen Krebsstadien der Fall sein, wenn es erst wenige Krebszellen gibt, oder im Anschluss an Operation, Strahlen- oder Chemotherapie, wenn die Gefahr besteht, dass einige entartete Zellen entkommen konnten, oder wenn ein Krebsgewebe anfängt, erste Metastasen zu bilden.

Der große Vorteil dieser Krebsbehandlung besteht darin, dass keine ernsten Nebenwirkungen auftauchen. Ähnlich wie bei der Grippeimpfung kann es allenfalls zu Temperaturerhöhung, Müdigkeit und an der Einstichstelle zu Rötung oder Schwellung kommen.

Die Impfung mit dendritischen Zellen – auch als dendritische Zelltherapie bezeichnet – kann auch den adoptiven Immuntherapien zugerechnet werden. Man adoptiert auch hier eigene, im Labor für ihren Einsatz vorbereitete, heilende Zellen.

Anwendungen

Impfungen gegen Krebs sind im Westen sehr neue Entwicklungen. Die ersten, die es bis zu einer Zulassung geschafft haben, sind gerade die Seren aus dendritischen Zellen.

Sipuleucel-T (Provenge®) zum Beispiel, ein Produkt der US-amerikanischen Firma Dendreon, wurde 2013 in der EU als therapeutischer Impfstoff gegen Prostatakrebs zugelassen. Nach Auskunft des Herstellers enthält er dendritische Zellen des Patienten, die im Labor mit einem gentechnisch hergestellten Verbund aus einem Prostatakrebs-Antigen und einem stimulierenden Enzym zusammengebracht werden.

Die Kosten für die drei vorgesehenen Infusionen liegen in den Vereinigten Staaten bei über 100 000 Dollar! Das deutsche Institut für Qualität und Wirtschaftlichkeit im Gesundheitswesen IQWiG konnte in seiner Bewertung 2014 keinen Zusatznutzen gegenüber anderen Heilverfahren feststellen. 2015 zog der Hersteller die Zulassung in der EU zurück.

Ein zweiter Krebs-Impfstoff auf Basis von dendritischen Zellen wurde 2014 in Deutschland in bestimmten Krankenhäusern zugelassen: DCVax®-L der amerikanischen Firma Northwest Biotherapeutics GmbH. Er ist gegen Hirntumore gerichtet.

Auch er wird im Labor für jeden Kranken einzeln hergestellt. Dazu verwendet man patienteneigene dendritische Zellen und patienteneigenes Tumorgewebe. Er soll nach der Behandlung noch verbliebene bösartige Zellen zerstören und ein Wiederaufleben der Krankheit verhindern.

In 80 % der Fälle hat er nach Angaben des Herstellers die Überlebenszeit um Monate und Jahre verlängern können.

Seit 2018 ist DCVax®-L in Deutschland nicht mehr zugelassen und wird hier auch nicht mehr produziert. Die Genehmigung für DCVax®-L wurde 2018 auf Wunsch von Northwest Biotherapeutics zurückgenommen.

Eine andere Variante derselben Firma ist DCVax®-Direct. Der in Deutschland nicht zugelassene Impfstoff wurde zur Behandlung von nicht-operierbaren Tumoren entwickelt. Das Serum wird direkt in den Tumor gespritzt, um dort Krebs-Antigene aufzunehmen und das Immunsystem zu alarmieren.

Erste Studienergebnisse zeigen eine geringfügige Schrumpfung der behandelten Geschwülste. Sie wurde aber als zu unbedeutend angesehen, um als ein Ansprechen[†] der Patienten bezeichnet zu werden.

Experimentelle Impfstoffe mit dendritischen Zellen werden heute häufig in klinischen Studien eingesetzt, um die Rückkehr einer behandelten Krebserkrankung und Bildung von Absiedlungen zu verhindern. Viele dieser Studien sind bis zur Phase III fortgeschritten.

In Deutschland ist die Firma Medigene AG, Planegg/Martinsried an mehreren Studien beteiligt. Sie bietet Impfstoffe mit dendritischen Zellen hauptsächlich zur Behandlung für Patienten mit Blutkrebs vom Typ Akute Myeloische Leukämie (AML) an.

Nach der Operation oder nach Bestrahlung oder Chemothe-

[†]Die Kriterien, die festlegen, wie das Ansprechen einer Behandlung bei soliden Tumoren zu bewerten ist, wurden von unterschiedlichen Organisationen, darunter der europäischen Organisation für die Erforschung und Behandlung von Krebs (EORTC), festgelegt.

rapie besteht bei dieser Gruppe typischerweise ein hohes Risiko, einen Rückfall zu erleiden.

Um noch vorhandene Tumorreste zu zerstören, sieht die Behandlung im Allgemeinen eine anschließende Stammzelltransplantation vor, bei der gesunde Blutstammzellen eines Spenders übertragen werden, oder eine weitere Chemotherapie.

Beide Verfahren sind besonders für Kranke, die alt oder schwach sind, überaus belastend.

Hier bietet sich der Impfstoff mit dendritischen Zellen als echte Alternative an. Denn er schränkt laut Medigene[64] die Lebensqualität der Patienten während der Immuntherapie nicht ein. Als Nebenwirkungen sind meist nur Entzündungen an der Einstichstelle zu beobachten.

Mehrere klinische Studien der Phase I und II, die in Oslo und München durchgeführt werden, enden nicht vor 2019.

Der Hersteller hat inzwischen eine Antigen-Bibliothek aufgebaut, aus der er die gemäß der Krebsanalyse benötigten Antigene entnehmen kann, um damit die dendritischen Zellen des Patienten zu beladen.

Nach Angaben von Medigen ist dadurch die Herstellung eines Impfstoffs gegen einen persönlichen Tumor in etwa drei Tagen abgeschlossen.

Auch bei dem meist tödlich verlaufenden schwarzen Hautkrebs hat eine Impfung mit dendritischen Zellen zumindest Vorteile. Das berichteten 2017 Wissenschaftler der Friedrich-Alexander-Universität Erlangen-Nürnberg als Ergebnis ihrer seit 2002 laufenden klinischen Studie.[65]

Danach lebten von den 53 geimpften Patienten mit metastasierenden Melanomen zwölf Jahre später noch 19 %. Die Überlebensrate von rund einem Fünftel entspricht der einer Therapie mit dem seit 2011 zugelassenen Checkpoint-Inhibitor Ipilimumab, allerdings fielen die Nebenwirkungen bei den in Erlangen behandelten Personen deutlich geringer aus.

Nach Beurteilung des Krebsinformationsdienstes des Deutschen Krebsforschungszentrums[15] ist „die Impfung mit dendritischen Zellen kein Standard in der Krebsbehandlung: Die meisten dieser Ansätze müssen noch weiter geprüft werden."

9.3 Impfung mit Boten-RNA

Einen Schritt weiter gehen Therapien, die die Beladung von dendritischen Zellen mit Antigenen in den Körper des Krebspatienten verlegen. Der Wirkstoff wird also nicht mehr im Labor, sondern vom Körper selbst hergestellt.

Gespritzt werden synthetisch nachgebaute Ribonukleinsäuren (RNA) mit den Bauplänen der Krebs-Antigene. Wie oben beschrieben, nehmen dendritische Zellen im Körper die RNA auf, stellen nach ihrer Bauanleitung die Peptide her, die sie auf ihren Molekültellern präsentieren, und aktivieren damit T-Zellen.

Der Plan, Ribonukleinsäuren als Impfstoff zu verwenden, scheiterte zunächst. Wie schon im Zusammenhang mit der Herstellung von BiTEs im Körper von Patienten im Abschnitt 8.1 erwähnt, lauern überall im Körper Enzyme, die RNA sofort abbauen, so dass sie ihr Ziel gar nicht erst erreicht. Deshalb ging man dazu über, den Impfstoff mit Unterstützung von bildgebenden Verfahren direkt in die Leisten-Lymphknoten zu spritzen.

Erst als es gelang, die Ribonukleinsäure gegen die Enzym-Angriffe abzuschirmen, nahm die Technik ihren Aufschwung.

Die Biotechnologie-Firma BioNTech, Mainz etwa verpackt die RNA sicher in Nanopartikel[†] aus fettartigen Stoffen zu so genannten Lipoplexen.

Vorteil dieses Verfahrens ist die Möglichkeit, durch geschickte Auswahl der fettartigen Hülle zu erreichen, dass die Nanokörper gezielt nur dendritische Zellen in Lymphknoten, Milz und Knochenmark aufsuchen und dort ihre Ladung abliefern. Die zugeführte RNA wird dadurch sehr effizient genutzt.

[†]Nanopartikel sind winzige Teilchen von weniger als 100 Nanometer Größe und damit rund tausendmal kleiner, als ein menschliches Haar dick ist.

CureVac, ein biopharmazeutisches Unternehmen in Tübingen, das RNA für medizinische Anwendungen entwickelt und u. a. Impfstoffe gegen Krebs (RNActive®-Technologie) herstellt, koppelt die RNA an ein kurzkettiges Eiweiß (Protamin), um so die Angriffspunkte für Enzyme zu versiegeln, bzw. nutzt ebenfalls Lipid-Nanopartikel als Schutzfilm.

Man kann den RNA-Impfstoff wie bei den üblichen Schutzimpfungen in den Oberarm injizieren. Die mit den Ribonukleinsäuren versorgten dendritischen Zellen stoßen dann eine Immunantwort an, die ähnlich stark ist wie bei einer Vireninfektion.

Die Forschergruppe um den Mediziner U. Sahin an der Universität Mainz, einem Mitbegründer des Biotechnologieunternehmens BioNTech, ist heute führend auf dem Gebiet der individuellen RNA-Impfstoffe.

Bei ihrem ersten Versuch an Menschen 2017 waren 13 Personen mit fortgeschrittenem schwarzem Hautkrebs beteiligt. Sie hatten schon mehrere Behandlungen hinter sich, aber immer wieder war der Krebs zurückgekehrt. Die Patienten erhielten ein Serum mit einer Mischung aus zehn verschiedenen Impf-RNAs. Es wurde für jeden gemäß den Eigenheiten seines persönlichen Tumors hergestellt und in einer Serie von bis zu zwanzig Impfungen verabreicht. Alle Teilnehmer der Studie vertrugen die Behandlung sehr gut und entwickelten eine Immunantwort gegen drei oder mehr der für ihren persönlichen Tumor typischen Krebs-Antigene.

Bei acht Personen, die zum Zeitpunkt der ersten Impfung keine Anzeichen von Krebs zeigten, deutete 23 Monate nach Beginn der Impfbehandlung nichts auf einen erneuten Ausbruch der Krankheit hin. Bei den übrigen fünf war der Krebs schon vor der Impfung wieder aufgelebt. Bei einer Person schrumpfte der Tumor, bei einer anderen verschwand er ganz. Die übrigen drei sprachen nicht an.[66]

Die Beurteilung so kleiner Studien ist schwierig, die Aussagen müssen mit großer Vorsicht betrachtet werden. Jedoch sind die hohen Ansprechraten für therapeutische Impfungen neu und ermutigend.

Auch hier sind die Kosten für den persönlichen Impfstoff hoch und der Aufwand beträchtlich. Wie bei der Impfung mit dendritischen Zellen sequenzieren die Forscher bei jedem Patienten das Erbgut von Tumor- und gesunden Zellen, um durch Vergleich die krankmachenden Mutationen festzustellen. Rechnerprogramme ermitteln aus den Daten, welche Antigene sich aus diesen Mutationen ergeben können und welche dieser Antigene auf dem Präsentierteller so gut haften, dass sie vom Immunsystem erkannt werden können. Nur von solchen ist eine starke Immunantwort zu erwarten.

Die zehn aussichtsreichsten Antigene werden in Ribonukleinsäuren umgeschrieben, diese synthetisiert, in Nanopartikel eingebaut und zu einem persönlichen Serum zusammengestellt.

Je größer die Anzahl der Antigene in einem Impfstoff ist, desto größer ist die Aussicht, damit den Krebs besiegen zu können. Das liegt daran, dass, wie die Forscher erklären, die Tumore aus vielen Zellen mit unterschiedlichen Mutationen und daher unterschiedlichen fremden Merkmalen bestehen. Verwendet man Impfstoffe mit nur einer einzigen RNA, so gehen zwar einige Zellen des Tumors zugrunde, andere aber, denen das anvisierte Antigen fehlt, bleiben unbeschadet und wachsen munter weiter. Der Tumor schrumpft also zunächst, entkommt dem Angriff aber letztlich. Mit vielen unterschiedlichen RNAs dagegen stehen die Heilungsaussichten wesentlich besser.

Für Anschluss-Studien ist geplant, zusätzlich zum RNA-Impfstoff den PD-L1-Kontrollpunkthemmer Atezolizumab zu verabreichen. Der erste Wirkstoff stellt das Immunsystem scharf, der andere schwächt die Abwehrkraft des Tumors, den nun die volle Wucht des Angriffs trifft.

Ein Vorteil der Impfung mit RNA gegenüber dem Einbau von Genen in Form von DNA wie bei der Herstellung von CAR-T-Zellen liegt darin, dass die Gabe von RNA das Erbgut unangetastet lässt. RNA überbringt nur eine Botschaft und wirkt vorübergehend. Günstig sind auch die geringen Herstellungskosten von Boten-RNA im Vergleich zum Aufwand, mit dem Gentherapie und Kultivierung von Zellen verbunden sind.

Nach den bisherigen Erfahrungen eignet sich die RNA-Impfung besonders gut für die Behandlung von bestimmten Krebsarten, die sich durch viele Mutationen auszeichnen. Das sind vor allem Tumore, die aus Hautgewebe entstanden sind, wie etwa Lungen- oder Darmkrebs.

9.4 Impfung mit Krebs-zerstörenden Viren

Viren sind eigentlich unsere Feinde, denn sie verursachen Krankheiten wie Grippe oder Masern, harmlosen Schnupfen oder todbringendes Ebola.

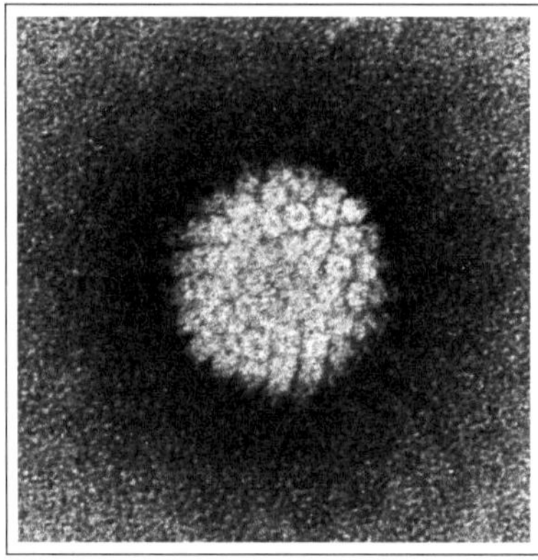

Abb. 9.3: Elektronenmikroskopische Aufnahme eines Humanen Papilloma-Virus

Es sind winzige Gebilde aus Erbgut, umhüllt von Eiweißen. Mit ihren wenigen hundert Nanometern Größe werden sie erst unter dem Elektronenmikroskop sichtbar.

Abbildung 9.3 zeigt eine solche Aufnahme von einem Humanen Papilloma-Virus (HPV). In freier Natur können Viren in den meisten Fällen nicht sehr lange bestehen. Anders als Bakterien fehlt ihnen noch dazu die Fähigkeit, sich zu vermehren. Um ihr Fortbestehen zu sichern, sind sie auf lebende Zellen angewiesen.

Gelingt es einem Virus, in eine Zelle einzudringen, so zwingt es sie, ihre Einrichtungen zur Vervielfältigung von Erbgut und

Eiweißen in seine Dienste zu stellen. Der Wirt produziert nun Tausende von Kopien des Virus, die schließlich die Zelle zum Platzen bringen. Die frisch entstandenen Viren lassen eine ausgebeutete, zerstörte Wirtszelle zurück, befallen nach Art eines Schneeballsystems immer mehr neue Zellen und schädigen so größere Teile des infizierten Gewebes.

Durch ihre Fähigkeit, Zellen aufzulösen, können Viren aber auch zu Helfern bei der Krebsbekämpfung werden. Wissenschaftler sind dabei, sie für die Krebsmedizin nutzbar zu machen. Virotherapie heißt das Verfahren. Mit ihm wollen Onkologen vor allem schwer zugängliche Krebsgeschwüre in Hirn und Bauchraum und im Körper verteilte Metastasen vernichten.

Anfang des letzten Jahrhunderts experimentierten Mediziner mit unterschiedlichen natürlichen Viren, um ihre Krebspatienten zu heilen. In manchen Fällen bildeten sich die Geschwüre tatsächlich zurück. Häufiger kam es jedoch vor, dass die Kranken an der Infektion starben. Zu wenig wusste man damals über Verhalten und Biochemie von Erregern und Krebszellen.

Auch die Versuche an Tieren in den 50er und 60er Jahren zeigten zwar gewisse Erfolge, jedoch gab man mangels geeigneter Methoden die Virotherapie erst einmal auf.

Inzwischen sind Viren als Werkzeuge für Genetiker unentbehrlich geworden. Die Winzlinge lassen sich verändern, ihre Eigenschaften nach Bedarf und Belieben einstellen. Sie oder Teile von ihnen werden zu modernen Impfseren umfunktioniert oder zu Gen-Taxis für die Gentherapie.

Bei der Entwicklung von Krebs-zerstörenden oder onkolytischen Viren[†] konnten Wissenschaftler auf der Beobachtung aufbauen, dass einige Virenarten von Natur aus bevorzugt Krebszellen befallen. Dazu zählen z. B. Masern-Viren, Herpes-simplex-Viren, die u. a. Herpesbläschen verursachen, oder die zu den Pockenviren gehörenden Vakzinia-Viren sowie bestimmte Arena-

[†]Onkolytisch bedeutet Krebs auflösend.

Viren, die schwere Infektionen mit Fieber und inneren Blutungen, sogenanntes hämorrhagisches Fieber, auslösen.

Diese wilden Viren sind für den Menschen gefährlich und kommen daher für eine Impfung gegen Krebs nicht in Frage. Doch es gibt von vielen dieser Krankheitserreger „gezähmte“ Varianten, Impfviren, deren Sicherheit und Unschädlichkeit für Menschen nachgewiesen sind.

Krebsforscher sind dabei, diese Viren weiter so abzuwandeln, dass sie als Waffen gegen Krebs eingesetzt werden können.

Zunächst klärten die Wissenschaftler auf, warum die genannten Viren bevorzugt entartete Zellen abtöten.

Als ersten Grund geben sie an, dass Tumorzellen genau die „richtigen“ Oberflächenmoleküle besonders häufig tragen, die diese Viren zum Andocken und Eindringen in die Zelle benötigen.

Dies reicht aber als alleiniger Grund nicht aus, denn meistens zeigen auch einige Zellarten von gesundem Gewebe dieselben Moleküle vor und werden folglich ebenfalls befallen.

Entscheidender ist ein zweiter Grund: Gesunde Zellen lösen Alarm aus, wenn sie von Viren befallen werden. Sie setzen Signalstoffe, Interferone, frei und rufen damit das Immunsystem zu Hilfe. Das tötet die Zellen und beseitigt die Viren.

Krebszellen dagegen haben sich in eine andere Richtung hin entwickelt. In ihrem Bestreben, die Körperabwehr auf keinen Fall auf sich aufmerksam zu machen, haben sie ihr Interferonsystem abgeschaltet – als ob sie sich entschieden hätten, lieber von möglicherweise auftauchenden Viren zerstört zu werden als den sicheren Tod durch Immunzellen zu erleiden.

Professor Lauer, Leiter einer Virotherapie-Studie, formuliert es so: „Im Laufe ihres fortwährenden Transformationsprozesses müssen Tumorzellen zwangsläufig Mutationen akkumulieren, die dafür sorgen, dass sie sich der Entdeckung und Bekämpfung durch das Immunsystem entziehen können und gewissermaßen unsichtbar für Immunzellen werden.

Diese onkologische conditio sine qua non† bedingt aber gleichermaßen, dass Tumorzellen, im Gegensatz zu gesunden, nicht mutierten Körperzellen, „ungewollt" auch beste Voraussetzungen für eine ungebremste Vermehrung von onkolytischen Viren und damit eine massiv ausfallende Onkolyse schaffen."[67]

Optimierte onkolytische Viren

Zur Gewinnung von krebszerstörenden Viren greifen die Forscher vor allem auf Impfviren zurück, die von Grippe-, Masern-, Herpes- oder Arena-Viren abgeleitet wurden. Diese Viren-Stämme werden gentechnisch für ihre spezielle Aufgabe weiter optimiert.

Um etwa gesunde Zellen besser zu schützen, entfernen Gentechnologen einige Bereiche des Viren-Erbguts, die für die Vermehrung unerlässlich sind.

Der Gedanke dabei ist folgender: Die meisten gesunden Körperzellen befinden sich in einer Ruhephase, in der sie sich nicht teilen. Viren setzen nun, um sich zu vermehren, in der Wirtszelle den Zyklus in Gang, der zur Zellteilung führt und in dem die Zelle anfängt, ihr Erbgut zu verdoppeln. Diesen Vorgang nutzen sie dann, ihr eigenes Erbgut vervielfältigen zu lassen.

Sind die Gene, mit denen die Zellteilung angeregt wird, entfernt, so ist das eingedrungene Virus nicht mehr in der Lage, sich in gesunden Zellen zu vermehren. Vielmehr steckt es in einer Todesfalle und wird von Enzymen der Zelle verdaut.

Anders ist es bei schnell sich teilenden Zellen wie den Tumorzellen. Die befinden sich schon im Teilungsmodus und sind leicht dazu zu bringen, auch Viren-Erbgut in großer Menge herzustellen.

Die Abwandlung der onkolytischen Viren umfasst nicht nur die Entfernung wichtiger Teile ihres Erbguts. Auch mit dem Einbau ausgewählter Gene versucht man, Treffsicherheit, Zerstö-

† conditio sine qua non bedeutet unabdingbare Voraussetzung (Anmerkung des Autors)

rungskraft und Anwendungsbereich der Viren zu vergrößern. Hier einige Beispiele:

Von Natur aus befallen onkolytische Viren jeweils bestimmte Zelltypen, Masernviren beispielsweise Epithelzellen[†] und bestimmte Zellen des Immunsystems. Der Grund dafür ist, dass diese Wirtszellen auf ihrer Hülle bestimmte Eiweiße tragen, die das Virus erkennt und über die es Einlass in die Zelle findet.

Um onkolytische Viren auch für die Behandlung von entartetem Gewebe nutzen zu können, für die kein geeignetes Impfvirus bekannt ist, versieht man durch Einbau entsprechender Gene die Virenhülle mit zusätzlichen Rezeptoren, die an diese Zellen andocken und ein Eindringen in den Wirt ermöglichen.

Man versucht z. B. auf diese Art, die Tumor-Stammzellen, die Ausgangszellen der Entartung, gezielt anzugreifen.

Eine andere Idee ist es, die Krebszellen durch entsprechende zusätzliche Gene zum Bau von Signalstoffen zu veranlassen, die das Immunsystem umfassend alarmieren und in seinem Kampf unterstützen.

Abbildung 9.4 zeigt die Wirkung onkolytischer Viren auf gesunde und entartete Zellen. Während das Virus von normalen Zellen abgewehrt wird, vermehrt es sich in einer Krebszelle, bis sie schließlich platzt und die neuen Viren freisetzt, die nun in einer Kettenreaktion neue Krebszellen befallen. Die ganze unmittelbare Umgebung des sterbenden Gewebes wird von Viren und den Zelltrümmern geradezu überschwemmt. Viren allein schon alarmieren als körperfremde Teilchen das Immunsystem, der Cocktail aus krebstypischen Antigenen und verschiedenen Signalstoffen wie Entzündungsfaktoren ruft eine starke Immunantwort hervor. Vor allem nehmen dendritische Zellen die Antigene auf und aktivieren T-Zellen, die sich nun an der Vernichtung des Tumors beteiligen und sogar entfernte Absiedlungen bekämpfen.

Onkolytische Viren führen gegen Krebs einen Doppelschlag.

[†] Epithelzellen bezeichnen eine dünne Schicht Zellen auf äußeren und inneren Oberflächen des Körpers, also etwa Hautzellen.

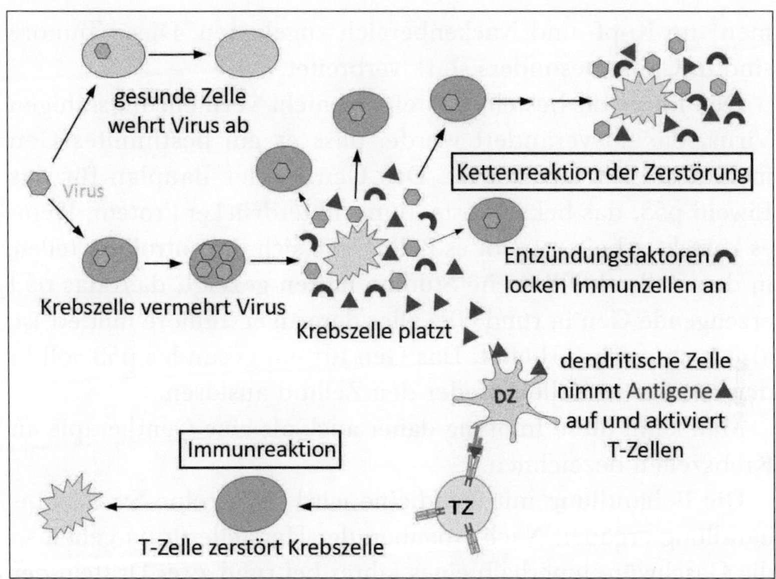

Abb. 9.4: Wirkung onkolytischer Viren

Sie schädigen ihn direkt, indem sie ihn auflösen, und indirekt, indem sie seine unmittelbare, für Immunzellen feindliche Umgebung verwüsten und völlig umgestalten, so dass die Aufmerksamkeit des gesamten Immunsystems auf ihn gelenkt wird.

Die beiden Wirkprinzipien kommen in der Bezeichnung „onkolytische Immuntherapie" zum Ausdruck.

Anwendungen

Da Viren von der Körperabwehr als fremd erkannt und zerstört werden, verabreicht man den Virenimpfstoff nicht ins Blut oder in einen Muskel, sondern spritzt ihn direkt in den Tumor.

Als erster onkolytischer Impfstoff wurde 2003 in China Gendicine, ein gentechnisch verändertes Adeno-Virus der Firma SiBiono GeneTech zur Behandlung von Plattenepithelkarzinomen[†] im Kopf- und Nackenbereich zugelassen. Diese Tumore sind in China besonders stark verbreitet.

Der Impfstoff besteht aus einem nicht vermehrungsfähigen Virus, das so verändert wurde, dass es ein bestimmtes Gen in Krebszellen einschleust. Das Gen ist der Bauplan für das Eiweiß p53, das bekannteste Tumorunterdrücker-Protein. Wenn es korrekt arbeitet, treibt es Zellen, die sich unkontrolliert teilen, in den Zelltod. Klinische Studien hatten gezeigt, dass das p53 erzeugende Gen in rund 60 % aller derartiger Tumore mutiert ist, also nicht mehr arbeitet. Das Gen für ein gesundes p53 soll in den entarteten Zellen wieder den Zelltod auslösen.

Man kann diese Impfung daher auch als eine Gentherapie an Krebszellen bezeichnen.

Die Behandlung mit Gendicine wird durch eine Strahlenbehandlung ergänzt. Nach Angaben der Herstellerfirma gehen so die Geschwüre innerhalb eines Jahres bei rund zwei Dritteln der Geimpften völlig zurück, eine Erfolgsrate, die rund dreimal so hoch liegt wie die einer Strahlentherapie allein. Bei weiteren rund 30 % der Patienten, schrumpft der Tumor. Auch die Überlebensrate der mit Gendicine behandelten Patienten soll rund dreimal höher liegen als bei einer konventionellen Chemotherapie – bei deutlich verbesserter Lebensqualität.

Dem Impfstoff Gendicine folgte 2005 ebenfalls in China ein Serum mit dem onkolytischen Virus H101 der Firma Shanghai Sunway Biotech. Wie Gendicine sorgt es dafür, dass Krebszellen wieder gesunde p53-Eiweiße bilden und absterben. Es wird gegen verschiedene Krebsarten, darunter Leberkrebs eingesetzt.

Beide Impfstoffe sind in den USA und der EU nicht zugelassen.

Im Westen kam zehn Jahre später das Herpesvirus Talimogene laherparepvec, kurz T-Vec des amerikanischen Biotechnologieunternehmens Amgen auf den Markt. Der Impfstoff mit dem Handelsname Imlygic® erhielt 2015 in den USA und der EU die

[†]Plattenepithelkarzinome sind bösartige Wucherungen, die von Zellen der Haut und der Schleimhäute ausgehen.

Zulassung zur Behandlung von wiederkehrendem schwarzem Hautkrebs, der bereits in andere Körperbereiche gestreut hat.

Das Impfvirus ist das Ergebnis umfangreicher genetischer Veränderungen. Ihm wurde seine Fähigkeit, Herpes zu verursachen, deutlich vermindert. Außerdem kann es sich durch die Entfernung eines Gens nicht mehr in gesunden Zellen, wohl aber in Tumorzellen vermehren.[68]

Durch das Ausschneiden eines zweiten Gens vervielfältigt sich das Virus sogar besonders stark. Darüber hinaus veranlasst ein eingefügtes Fremd-Gen die befallene Zelle, einen bestimmten Botenstoff herzustellen. Er lässt Monozyten zu dendritischen Zellen heranreifen, und diese wiederum aktivieren T-Zellen.

Verabreicht wird die Impflösung durch Injektionen direkt in das entartete Gewebe, je nach Größe des Tumors jeweils 1-4 Milliliter. Eine Dosis enthält etwa hundert Millionen Viren. Zum Vergleich: Bei vorbeugenden Impfungen gegen Infektionskrankheiten erhält der Patient lediglich tausend Impfviren.

Grundlage der Zulassung war eine klinische Phase III-Studie[69] an 295 Patienten. Über 26 Prozent der Behandelten hatten auf die Impfung angesprochen. Es gab Anzeichen, dass auch Metastasen zerstört wurden. Die Überlebenszeit lag im Median[†] bei 4,4 Monaten.

Die T-Vec-Impfung wird im Allgemeinen gut vertragen. Häufig beobachtet man Erschöpfung, Schüttelfrost, Fieber und Übelkeit. Da T-VEC empfindlich gegenüber dem Wirkstoff Aciclovir ist, lassen sich schwere Nebenwirkungen wie eine Herpes-Infektion gut behandeln.

Eine neuere Studie der Phase II am Universitätsspital Zürich zeigte 2021, dass T-Vec, vor der Entfernung des fortgeschrittenen Melanoms gegeben, die Wahrscheinlichkeit, innerhalb der drei folgenden Jahre einen Rückfall zu erleben, von 49 auf 22 Prozent mehr als halbierte.[70]

[†]Der Median ist der Wert in der Mitte einer statistischen Reihe. In der Reihe 1,4,5,8,22 etwa ist der Median 5, der Durchschnitt dagegen $40:5=8$.

Studien in Deutschland

In zahlreichen Studien werden Wirkung und Erfolg von Krebszerstörenden Impfviren erforscht und ausgelotet, auch an mehreren Standorten in Deutschland.

Forscher vom Institut für Molekulare Virologie des Universitätsklinikums Münster etwa sind dabei, Grippe-Viren zu einem Impfstoff gegen Lungenkrebs umzuformen. Diese Tumorart bildet leicht und häufig Metastasen und ist daher mit den Standard-Behandlungen Chemotherapie und Bestrahlung nicht zu besiegen. Die Forscher sind überzeugt, dass hier eine Impfung mit onkolytischen Viren die Heilungsaussichten deutlich verbessern könnte.[71]

Einen großen Schritt weiter ist ein Ärzte-Team des Universitätsklinikums Tübingen. Es gab 2018 die Ergebnisse seiner zwischen 2012 und 2014 durchgeführten klinischen Studie mit dem Impfvirus GL-ONC1 bekannt. Das von Pockenviren abgeleitete Virus GL-ONC1 ist eine Entwicklung der US-Firma Genelux, San Diego USA.

In Deutschland wurde es erstmals an Patienten mit von Natur aus schwer erreichbaren Tumoren in der Bauchhöhle getestet. Dabei verabreichte man das Serum direkt in die Bauchfellhöhle der Versuchspersonen.

Die Impfung erwies sich als gut verträglich. Es kam zu für Virusinfektionen typischen erkältungsähnlichen Symptomen wie Fieber, Gliederschmerzen sowie verstärkten Bauchschmerzen. Bei acht der neun behandelten Patienten konnte eine Zerstörung der Krebszellen nachgewiesen werden.

Nach Aussagen der Ärzte ist die Behandlung auch bei Tumoren erfolgreich, die nicht mehr auf herkömmliche Behandlungsarten wie Chemotherapie, Bestrahlung oder Antikörper ansprechen und für die neue Behandlungsmöglichkeiten dringend benötigt werden.[72]

2016 begann in den USA eine Phase Ib/II-Studie mit 52 Patientinnen, die an von den Eierstöcken ausgehendem Bauchfellkrebs leiden. Man will prüfen, ob sich die Tübinger Ergebnisse mit GL-ONC1 bestätigen lassen.

Ebenfalls in Tübingen, am Hertie-Institut für klinische Hirnforschung, haben Wissenschaftler Adenoviren, die normalerweise Schnupfen verursachen, verändert und zu einem Impf-Virus gegen Hirntumore weiterentwickelt. Diese Krebsart ist deshalb so gefürchtet, weil sie operativ nicht vollständig entfernt werden kann, gegenüber Bestrahlung oder Chemotherapie oft unempfindlich ist bzw. nach der Behandlung zurückkehrt und es versteht, die körpereigenen Immunzellen an einem Angriff zu hindern.

Hier erhofft man sich von der Virenbehandlung Heilerfolge. Klinische Versuche begannen 2019.[73]

Kombinationstherapien

Alle Studien beweisen, dass die Virentherapie gegen Krebs zwar wirkt, die festgestellten Erfolge die hohen Erwartungen aus der Theorie aber nicht erfüllen. Die heutigen onkolytischen Viren allein reichen nicht aus, um die raffinierten Abwehrstrategien der unterschiedlichen Tumorarten in ausreichender Weise zu durchbrechen.[67]

Während Forscher die Bemühungen, das „ideale" Impfvirus zu konstruieren, fortsetzen, kombinieren Onkologen die Virotherapie mit den klassischen bzw. anderen Immunbehandlungen und hoffen, so eine größere Wirkung als durch die Einzeltherapien zu erzielen.

Für die Kombination von Kontrollpunkthemmern mit Krebszerstörenden Viren z. B. liegen bereits Studienergebnisse vor.

Auf T-VEC (Imlygic®) zusammen mit Pembrolizumab etwa sprachen mehr Patienten mit einem Metastasen-bildenden schwarzen Hautkrebs an als auf den Kontrollpunkthemmer allein. Das Gesamtansprechen lag bei 62 % und damit deutlich höher als bei reiner Antikörpertherapie; von ihr profitierten nur 35-40 %. Ein Drittel der Behandelten sprach sogar vollständig an, d. h. bei ihnen waren mit den üblichen bildgebenden Verfahren nach der Behandlung keine Krebszellen mehr nachweisbar.

Eine andere Studie startete 2019 am Nationalen Centrum für Tumorerkrankungen (NCT) in Heidelberg. Es ist die erste „Immuno-Virotherapie“ mit veränderten, Krebs-zerstörenden Masernviren in Europa.

Wie in Kapitel 8.1 schon genauer beschrieben, wurden die verwendeten Masern-Impfviren dazu mit Genen für die Bildung von bispezifischen Antikörpern der Form BiTEs versehen. Wenn der Plan aufgeht, veranlasst das Virus die Krebszellen, Tausende von Viren und zugleich auch die Antikörper herzustellen.

Beim Platzen der Zellen kommen dann die bispezifischen Antikörper frei, sodass nicht-infizierte Krebszellen und Immunzellen zusammengeführt und die entarteten Zellen vernichtet werden.

Die Wirksamkeit der veränderten Masernviren hatten die Virologen im Tierversuch an Mäusen mit Krebs bereits gezeigt.[74]

Ganz allgemein bietet sich die Virentherapie als Kombination mit anderen Immuntherapien bzw. als eine Vorbehandlung an. Denn bei allen T-Zell-Therapien ist der Schutzwall des Tumors aus verteidigenden Zellen ein Hemmnis.

Daher schalten Ärzte der Immuntherapie oft eine Bestrahlung oder Chemotherapie vor. Sie vernichtet zwar die zellulären Verteidiger und verbessert merklich den Erfolg der T-Zellen, die Nebenwirkungen sind aber erheblich. Die sehr viel schonendere Virentherapie wäre hier eine überdenkenswerte Alternative.
Mit welchen Maßnahmen sich ein Krebsgewebe gegen Angriffe des Immunsystems zu wehren versteht, fasst Abbildung 9.5 zusammen.

Krebszellen stellen T-Zellen z. B. über den PD-1/PD-L1-Weg ruhig und spannen verschiedene Immunzellen zu ihrer Verteidigung ein: Dendritische Zellen und regulatorische T-Zellen besänftigen anstürmende krebstötende T-Zellen und bremsen sie aus, Tumor schützende MDSC-Zellen (unreife Immunzellen, die T-

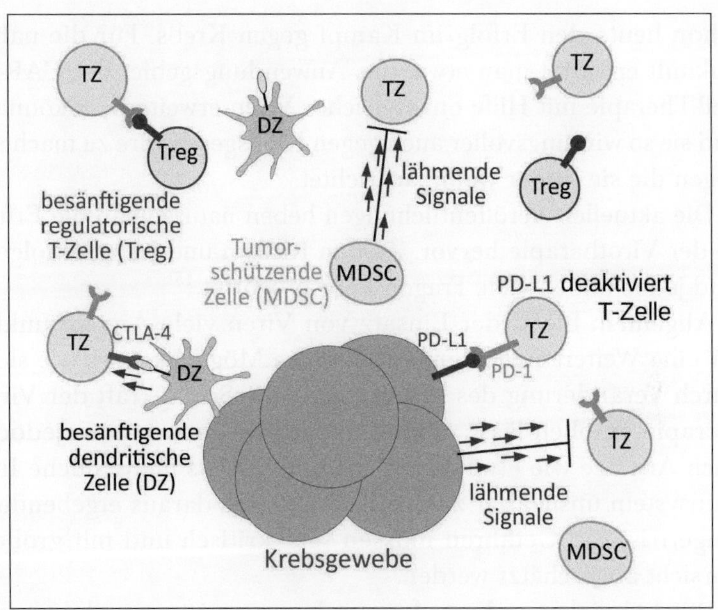

Abb. 9.5: Festung Krebs

Zell-Angriffe hemmen) und Tumorzellen selbst senden lähmende Signale aus.

Onkolytische Viren können diesen Schutzring mit geringeren Nebenwirkungen als die klassischen Behandlungsmethoden zerschlagen und Immunzellen Zugang zu dem entarteten Gewebe verschaffen. Durch eine solche Vorbereitung sollte es gelingen, den Erfolg der Immuntherapien deutlich zu steigern.

Ausblick

Die Virotherapie ist eine ganz junge Behandlungsmethode, sie steckt noch in den Kinderschuhen.

So überzeugend sie in der Theorie auch erscheint, in der Praxis zeigt sie bislang nur bescheidene Wirkung.

In Kombination mit anderen Therapien jedoch steigert sie

schon heute den Erfolg im Kampf gegen Krebs. Für die nahe Zukunft erwartet man etwa, das Anwendungsgebiet der CAR-T-Zell-Therapie mit Hilfe onkolytischer Viren erweitern zu können und sie so wirkungsvoller auch gegen Krebsgeschwüre zu machen, gegen die sie bisher wenig ausrichtet.

Die aktuellen Veröffentlichungen heben naturgemäß die Erfolge der Virotherapie hervor. Zu den Risiken und Langzeitfolgen sind jedoch noch viele Fragen unbeantwortet.[15]

Allgemein bietet der Einsatz von Viren viele Ansatzpunkte für eine Weiterentwicklung. Zahlreiche Möglichkeiten, wie sich durch Veränderung des Virenerbguts die Schlagkraft der Virotherapie erhöhen lässt, sind denkbar. Darunter gibt es jedoch auch Ansätze wie etwa den, die Viren für das menschliche Immunsystem unsichtbar zu machen. Die sich daraus ergebenden längerfristigen Gefahren müssen sehr kritisch und mit großer Vorsicht abgeschätzt werden.

Wie bei vielen anderen Immuntherapien ist es auch bei der Virotherapie noch zu früh, um Nutzen und Risiken der meisten Behandlungsansätze abschließend beurteilen zu können.

9.5 Impfung mit ZIK-Zellen

Standen bislang hauptsächlich T-Zellen im Zentrum der Abwehrmaßnahmen gegen Krebs, so gibt es vereinzelt auch Therapien, die sich Eigenschaften und Fähigkeiten der Natürlichen Killerzellen zunutze machen.

Wie oben beschrieben, sind Natürliche Killerzellen Lymphozyten des angeborenen Immunsystems. Sie vernichten spontan Zellen, die keinen MHC vorweisen – wie beispielsweise Bakterien.

Auch manche von Viren befallene oder entartete körpereigene Zellen unterdrücken die Ausbildung eines MHCs und entgehen dadurch den Angriffen durch T-Zellen. Diese Abwehrlücke schließen die Natürlichen Killerzellen. Sie erkennen die kranken Zellen nach einem Prinzip, das als „Fehlendes Selbst" bezeichnet wird.

Mit ihren Rezeptoren überprüfen sie, ob eine Zelle einen für eine gesunde Zelle typischen MHC vorzeigt. Ist dies der Fall, so erhalten sie ein Signal, das sie ruhig stellt, und die Zelle bleibt unbeschadet.

Fehlt hingegen der MHC, so erhält eine testende Natürliche Killerzelle kein beruhigendes Signal. Das zeigt ihr an, dass mit dieser Zelle etwas nicht in Ordnung ist. Wenn weitere Sensoren wie ihr CD56 ansprechen, wird sie aktiv. Mit einem Adhäsionsmolekül (Abbildung 9.6) heftet sie sich an die verdächtige Zelle und überschüttet sie mit Zellgiften.

Unter den zelltötenden Zellen des Immunsystems gibt es im Blutkreislauf eine Gruppe von Zellen, die sowohl die typischen Erkennungsmerkmale von T- als auch von Natürlichen Killerzellen aufweisen, die Natürlichen Killer-T-Zellen. Ihr Anteil beträgt nur 1-5 Prozent.

Diese Zwitter tragen sowohl die für T-Zellen charakteristischen Eiweißmoleküle eines T-Zell-Rezeptors als auch die den Natürlichen Killerzellen eigenen Oberflächenmoleküle CD56 sowie Adhäsionsmoleküle, mit denen sie sich an ihren Opfern fest anheften (siehe Abbildung 9.6).

Damit vereinen sie alle Eigenschaften, um aggressiv gegen Krebszellen vorgehen zu können, und tun das auch, wie Versuche an Krebszellen im Labor, an Mäusen und bei klinischen Studien zeigen.

Diese für die Krebsbekämpfung äußerst wertvollen Zellen können sich von Natur aus aber nicht teilen. Um ihre Zahl so weit zu erhöhen, dass sie als therapeutischer Impfstoff eingesetzt werden können, entnimmt man einem Spender Blut – auch Blut aus der Nabelschnur eignet sich – und trennt Lymphozyten und Monozyten ab. In dem Zellgemisch befinden sich auch die gesuchten Natürlichen Killer-T-Zellen und die Vorläuferzellen, aus denen sie entstehen.

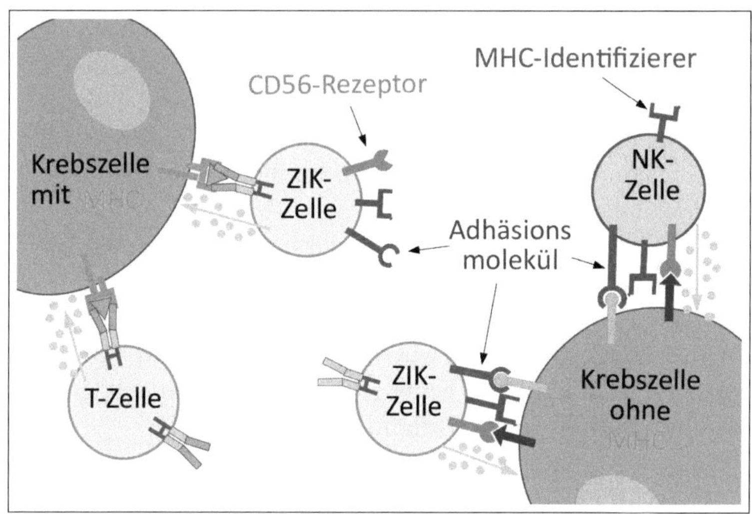

Abb. 9.6: Wirkmechanismus der ZIK-Zellen

Zur Vermehrung kultiviert man die Zellen im Labor 2-3 Wochen lang mit einem speziellen Antikörper und mit Zytokinen. In der Zeit steigt ihre Zahl auf das 200-1000 - Fache und aus Vorläufer-T-Zellen entstehen Natürliche Killer-T-Zellen. Das ganze uneinheitliche Zellgemisch wird als Zytokin-induzierte Killer-Zellen, kurz ZIK-Zellen bezeichnet.

Die Zellen werden dem Patienten in Form einer Infusion zugeführt. Diese offiziell als Impfung mit ZIK-Zellen bezeichnete Behandlung kann auch als eine adoptive Immuntherapie aufgefasst werden. In bis zu 40 Behandlungen werden etwa zehn Milliarden Zellen übertragen. Es können fremde oder eigene ZIK-Zellen sein. Interessanterweise ist die Abstoßungsreaktion gegen körperfremde ZIK-Zellen sehr schwach ausgeprägt.

Klinische Studien

Die krebszerstörende Wirkung der Impfung mit ZIK-Zellen wurde in klinischen Studien untersucht. Bei der Auswertung von elf dieser Untersuchungen[75] mit fast 400 Patienten, die verschiedene Krebserkrankungen hatten, zeigte sich eine sehr unterschiedliche Wirkung.

Bei 24 Behandelten konnten keine Anzeichen von Krebs mehr nachgewiesen werden. 67 Patienten sprachen auf die Behandlung an, ihr Krebs verschwand jedoch nicht völlig. Bei 161 Erkrankten stabilisierte sich der Zustand, bei 129 Personen schritt die Krankheit trotz Behandlung fort.

Die Forscher stellten fest, dass die Impfung mit ZIK-Zellen besonders erfolgreich gegen Formen von Blutkrebs und gegen Leberkrebs wirkt.

Zum Beispiel fiel das Ergebnis einer Studie mit 20 Leukämiekranken im Alter von über 70 Jahren erstaunlich gut aus. Bei elf Personen verschwanden alle Zeichen des Krebses, bei sieben ging die Krankheit zumindest teilweise zurück. Die mittlere Überlebenszeit lag bei 20 Monaten.[76] Dabei wurde eine Schädigung gesunder Zellen durch ZIK-Zellen nicht beobachtet.

Die Nebenwirkungen der Impfung werden allgemein als sehr mild beschrieben. Es kann zu Blutdrucksenkung, Fieber, Schüttelfrost, Kopfschmerzen oder Übelkeit kommen.

Onkologen empfehlen die Impfung mit ZIK-Zellen vor allem bei geringer Tumorlast, etwa nach klassischer Entfernung von Krebszellen. Hier kann die Impfung mit ZIK-Zellen die Rückkehr des Leidens verhindern, die Lebensqualität verbessern und die Zeit, in der die Krankheit stagniert, verlängern.

2014 erteilte das Paul-Ehrlich-Institut eine nationale Zulassung für eine Tumorimpfung auf Basis von ZIK-Zellen.[77] Sie ist bestimmt zur Behandlung von Leukämiepatienten nach einer Stammzelltransplantation. Das einzige Zentrum, das diese Behandlung in Deutschland anbietet, ist das Universitätsklinikum Frankfurt.

Was aus Kapitel 9 mitgenommen werden soll

- Impfungen gegen schon bestehenden Krebs stehen überwiegend noch in der experimentellen Phase.
- Vorteil sind ihre geringen Nebenwirkungen, vergleichbar denen üblicher Schutzimpfungen.
- Bei Impfungen mit Krebs-Antigenen kämpft man noch mit dem Problem, eindeutig tumoreigene Antigene aufzuspüren. In speziellen Fällen zeigt die Impfung Wirkung.
- Impfungen mit dendritischen Zellen werden in klinischen Studien eingesetzt, um nach Operation oder Bestrahlung eine Rückkehr der Krebserkrankung zu verhindern. Das Serum enthält dendritische Zellen des Patienten, die im Labor mit seinen Krebs-Antigenen beladen wurden. Im Körper veranlassen sie T-Zellen, den Tumor anzugreifen.
- Die Impfung mit Boten-RNA verlagert die Beladung der dendritischen Zellen mit Krebs-Antigenen in den Körper des Patienten. Die Impfung wirkt besonders bei Tumoren mit vielen Mutationen. Wie bei der Impfung mit Krebs-Antigenen und dendritischen Zellen wird das Serum für jeden Patienten eigens aufwändig hergestellt.
- Krebs zerstörende Viren sind von bewährten Impfviren abgeleitet und gentechnisch weiter optimiert. Die Viren zerstören ausschließlich entartete Zellen, verbreiten sich im Krebsgewebe, regen das Immunsystem an und richten dessen Angriffe auf den Tumor. Seit 2015 ist ein erster, in der EU zugelassener onkolytischer Impfstoff gegen Hautkrebs unter dem Handelsnamen Imlygic® auf dem Markt.
- ZIK-Zellen sind eine Immunzellen-Unterart des Blutes. Sie vereinen in sich die Eigenschaften von T-Zellen und Natürlichen Killerzellen. Im Labor lassen sich größere Mengen für eine Impfung gegen Krebs heranzüchten. Eine solche Impfung wurde 2014 vom Paul-Ehrlich-Institut zur Behandlung von Leukämie in Deutschland zugelassen.

10 Schlussbetrachtung

Noch immer löst die Diagnose Krebs Angst und Verzweiflung aus. Die Chancen auf echte Heilung, d. h. die ungetrübte Fortsetzung des gewohnten Lebens, sind gering. Auch die neuen Ansätze, bei denen man die körpereigenen Kräfte der Immunabwehr ertüchtigt, daraus abgeleitete Strategien für gentechnisch erzeugte Medikamente nutzt oder Viren darauf abrichtet, den Krebs anzugreifen, haben daran noch nicht viel geändert.

Meist geht es nicht um Heilung, sondern um Lebensverlängerung. Nach einer „erfolgreichen" Behandlung bemisst sich die verbleibende Lebenszeit in Wochen, Monaten, selten in Jahren, wobei Lebensqualität und Leistungsfähigkeit nach einer Behandlung durchweg deutlich eingeschränkt sind.

Der Fortschritt besteht in der Regel darin, dass es gelingt, das Tumorwachstum zu verlangsamen und so aus einer akuten Erkrankung ein chronisches Leiden zu machen.

Doch es gibt auch seltene Heilungen. Das macht Hoffnung.

Die heute verfolgten neuen Methoden klingen in ihrer theoretischen Begründung alle außerordentlich überzeugend. Es sieht immer wieder so aus, als brächten sie den Durchbruch. Aber warum helfen sie dann in der praktischen Anwendung so wenig?

Auch wenn man inzwischen umfangreiches Wissen über die Vorgänge in unserm Immunsystem erworben hat, ist die körpereigene Abwehr offensichtlich komplizierter als die Modelle, die den aktuellen Wissensstand widerspiegeln. Immer wieder überrascht sie mit unerwarteten Effekten, die bei den verschiedenen Ansätzen nicht berücksichtigt wurden und die deren Wirksamkeit stark einschränken.

Auch das vielschichtige Abwehrverhalten entarteter Zellen ist noch nicht vollständig aufgeklärt. Manche Krankheiten wie verschiedene Arten von Blutkrebs sind vergleichsweise leicht zu packen; andere verstehen es, sich auf raffinierte oder sogar über die Behandlungszeit wechselnde Art zu schützen. So können sie Angriffe, von denen die Forscher sich große Wirkung erhofft hatten, geschickt abwehren und sich weiter ungehindert ausbreiten.

Die vielen Rückschläge sind jedoch zu erwarten. Die Heilung von Krebs ist ein Jahrhundertwerk. Das Tor dazu ist geöffnet. Durch intensive Forschung werden die Probleme Schritt für Schritt beseitigt werden.

Nicht, wie Optimisten sagen, in zehn Jahren. Bis dahin wird es hoffentlich bessere lebensverlängernde Maßnahmen geben. Kinder, die heute geboren werden, haben die Chance, von manchen Krebsarten, wenn sie daran erkranken, geheilt zu werden. Erst für deren Kinder sollte Krebs seinen Schrecken verloren haben.

Die Besiegung von Krebs ist nicht nur ein medizinisches Problem, es ist eine gesellschaftliche Herausforderung.

Schon heute dient jeder neunte Euro, der in Deutschland ausgegeben wird, der medizinischen Versorgung.

Den Pharmakonzernen und den Herstellern medizinischer Geräte geht es – wie ihre Bilanzen zeigen – blendend. Chemisch gesehen ist die Komplexität der meisten heutigen Medikamente deutlich geringer als die von Waschmitteln.

Wo im einen Fall Konkurrenz die Preise drückt, erlauben auf der anderen Seite Monopole beliebige Gewinnmargen.

Es genügt nicht, die Kosten für eine Immuntherapie vom Erfolgsfall abhängig zu machen, wie einige Vereinbarungen zwischen Herstellern und Krankenkassen vorsehen.[78] Denn der Patient muss damit rechnen, dass er es ist, dem die Rechnung zu bezahlen bleibt. Er muss auf jeden Fall die entsprechenden Mittel bereithalten.

Da zu erwarten ist, dass die individuelle Medizin auch auf Dauer sehr viel aufwändiger ist als die herkömmlichen Pillen, wird die Medizin mit den heutigen Strukturen unbezahlbar. Keine Volkswirtschaft kann jeden dritten Euro in die Gesundheitsvorsorge stecken.

Mit dem sich verbreiternden Einsatz der Präzisionsonkologie muss die Pharmaindustrie daher eine Preisstruktur finden, die mit den volkswirtschaftlichen Möglichkeiten harmoniert. Das setzt eine sparsamere, kostenorientierte Kalkulation voraus. Die Preisgestaltung darf sich nicht daran orientieren, was es einem Patienten Wert ist, sein Leben zu verlängern!

Wenn die Menschen erkennen, dass es Medikamente gibt, mit denen die Reichen vom Krebs geheilt werden, während sie selbst daran zu Tode kommen, wird in den Demokratien die Struktur der Pharmaindustrie und die Patentsituation, auf die sich ihre Monopole stützen, hinterfragt werden.

Nur wenn alle Menschen von den neuen Möglichkeiten profitieren, kann die personalisierte Medizin zur Harmonie der Gesellschaft beitragen.

Die Wissenschaft muss Wege finden, den Aufwand für die personalisierte Medizin drastisch zu senken, und die Politik ist gefordert, geeignete Rahmenbedingungen zu schaffen, damit es eine Medizin für alle wird.

Krebs wird heilbar. Je mehr Menschen sich an der Erforschung neuer Heilmethoden beteiligen, desto breiter kann geforscht werden und umso schneller wird es zum Erfolg kommen.

Ich hoffe, Ihnen mit diesem Buch die spannenden Gebiete der Immunologie und Molekularbiologie etwas näher gebracht zu haben.

Vielleicht haben Sie die richtige Idee, mit der sich die Entwicklung von heilsamen Methoden drastisch beschleunigen lässt.

Glossar

Adenoviren
sehr ansteckende Viren ohne Virus-Hülle. Sie sind weltweit unter Menschen verbreitet, werden durch direkten Kontakt und Tröpfcheninfektion übertragen und lösen eine Vielzahl von Erkrankungen aus, vor allem Infektionen am Auge, der Atemwege oder des Magen-Darm-Bereichs.

Ansprechrate
der prozentuale Anteil einer Gruppe von Patienten, die durch eine Behandlung eine Heilwirkung erfahren, z. B. eine Tumorrückbildung zeigen. Ansprechen bedeutet nicht Heilung.

Antigen
Stoff, der das Immunsystem zu einer Antwort herausfordert, die Herstellung von Antikörpern generiert und Ziel von Antikörpern ist

Antigen-Rezeptor
Molekülgruppe auf Immunzellen, die ein Antigen erkennen

Antikörper
auch Immunglobuline genannte Eiweiße, die von B-Zellen gebildet werden und im Körper zirkulieren. Sie heften sich an Viren und Bakterien und an alles, was körperfremd ist (ihre Antigene). Ihr Vorhandensein im Blut deutet auf eine bestehende oder überwundene Infektion hin.

Autoimmunkrankheit
Zerstörung von Geweben durch das eigene Immunsystem z. B. bei Multipler Sklerose, Diabetes, Rheuma

B-Zell-Lymphom
Bei einem B-Zell-Lymphom sind B-Zellen entartet, die sich in den Lymphknoten befinden. Sie vermehren sich ungebremst.

Bakterien
Einzeller ohne Zellkern. Sie bilden eines der drei großen Reiche der belebten Natur. Daneben gibt es das Reich der Archebakterien, urtümlichen Einzellern ebenfalls ohne Zellkern, die als Überlebende aus der Frühzeit in Nischen weiter existieren und sich von Bakterien beispielsweise im Stoffwechsel unterscheiden. Als drittes gibt es das Reich der Lebewesen mit echtem Zellkern wie Pilze, Pflanzen und Tiere, zu denen biologisch auch wir gehören.

Billiarde
eine Million Milliarden, eine Eins mit 15 Nullen

Biopsie
Entnahme und Untersuchung einer Probe von Gewebe eines Patienten

Blutplättchen
die kleinsten Blutzellen. Sie sind an Blutgerinnung und Wundverschluss maßgeblich beteiligt.

Billion
eine Million Millionen, eine Eins mit zwölf Nullen

Boten-RNA (mRNA)
eine Ribonukleinsäure, die im Zellkern als Abschrift eines DNA-Abschnitts gebildet wird und dieselbe Information für den Bau eines Eiweißes wie dieser DNA-Abschnitt trägt. Als wandernde Bauanleitung bringt sie diesen Teil der Erbinformation zu den Eiweißfabriken, den Ribosomen.

CAR
Chimärer Antigen-Rezeptor, ein aus natürlichen Zellbestandteilen gezielt neu zusammengestelltes Antennenmolekül auf

Immunzellen, das ein bestimmtes, für Krebszellen typisches Oberflächenmerkmal erkennt

conditio sine qua non
unabdingbare Voraussetzung

CRISPR-Cas
auch Gen-Schere genannt, ein Werkzeug der Molekularbiologie, das Genveränderungen sehr exakt, einfach und kostengünstig ausführt. Das Ergebnis ist von einer natürlichen Mutation nicht zu unterscheiden.

Differenzierung von Zellen
Entwicklung von Abkömmlingen einer Zelle in verschiedene Richtungen. Es entstehen Zellen gleichen Erbguts, aber mit unterschiedlichen Eigenschaften und Fähigkeiten.

DNA (kurz für Desoxy-Ribonukleinsäure)
langes fadenförmiges Molekül, das die Erbinformation enthält und im Zellkern liegt. Seine Information steckt in der Reihenfolge seiner vier verschiedenen Bausteine, ähnlich wie in der Abfolge unserer Buchstaben der Sinn eines Wortes oder Textes verschlüsselt ist.

EMA
European Medicines Agency, die Agentur der Europäischen Union mit Sitz in Amsterdam, zuständig für die Beurteilung, Zulassung und Überwachung von Arzneimitteln

Enzyme
biologische Katalysatoren, die chemische Reaktionen ermöglichen oder beschleunigen. Meist sind es riesige Eiweißmoleküle.

Epithelzellen
Zellen, die äußere und innere Oberflächen des Körpers überziehen, also etwa Hautzellen

Gen
Abschnitt des Erbguts, das eine wichtige Erb-Information wie den Bau eines Eiweißes enthält

Gen-Analyse
Untersuchung der DNA oder RNA von Zellen, um Rückschlüsse auf genetisch festgelegte Eigenschaften eines Individuums oder einzelner Zellen zu ziehen

Immunologie
Lehre von den biologischen und biochemischen Grundlagen der körpereigenen Abwehr von Krankheitserregern

Impfvirus
Virus, das so abgeschwächt wurde, dass es nicht mehr krank macht, und so verändert wurde, dass es das Immunsystem veranlasst, in der Zukunft eine bestimmte, vorgegebene Infektion zu verhindern

Infusion
in der Medizin die Verabreichung von Medikamenten in wässriger Lösung, meist in eine Vene

Ionen
elektrisch geladene Atome oder Moleküle. Bei der Schwerionentherapie bestrahlt man mit Kohlenstoff-Ionen.

Karzinom
Krebsgeschwulst, das von Haut- oder Schleimhautzellen ausgeht

Klon
Gruppe von Zellen, die alle von einer einzigen Zelle abstammen und daher genetisch gleich sind (Zellklon). Auch Gruppen von Pflanzen oder Tieren mit gleichem Erbgut werden als Klone bezeichnet.

Konjugat
Verbund, in der Gentechnik Verbund von Genen bzw. den daraus hergestellten Wirkstoffmolekülen

Kontrollpunkt
in der Zellbiologie eine Molekülgruppe auf der Zelloberfläche, ein Schalter, der durch Kontakt mit anderen Molekülen betätigt werden kann und die Zelle zu einem bestimmten Verhalten veranlasst

Kontrollpunkthemmer
Wirkstoff, meist ein Antikörper, der gezielt einen Kontrollpunkt besetzt und dadurch ganze Signalketten blockiert, über die sich z. B. Krebszellen vor dem Angriff von T-Zellen schützen

Leukämie
auch Blutkrebs genannte Erkrankung, die auf der Entartung von Blutzellen, meist von B-Zellen, und ihrer übermäßigen Vermehrung beruht.

Lymphom
Krebsgewebe aus entarteten B- oder T-Zellen in Strukturen des Lymphsystems

Lymphozyten
weiße Blutkörperchen des erworbenen Immunsystems. Dazu gehören B- und T-Zellen sowie Natürliche Killerzellen. Sie sind in Blut und Geweben frei beweglich und haben die Aufgabe, Körperfremdes zu erkennen und zu beseitigen.

Lymphsystem
Neben dem Blutkreislauf gibt es im Menschen einen zweiten Kreislauf, das Lymphsystem, in dem eine klare Flüssigkeit, die Lymphe, zirkuliert.

Massenspektrometrie
Analysemethode, bei der ein Molekül durch Elektronenbeschuss zerschlagen wird und die Bruchstücke nach Masse und Ladung aufgetrennt und identifiziert werden. Da die Zerschlagung bestimmten Regeln folgt, lässt sich aus der Masseverteilung der Trümmer auf die Struktur des Moleküls rückschließen.

Malignes Melanom
Schwarzer Hautkrebs, eine bösartige Geschwulst, die früh Absiedlungen bildet

Median
Wert in der Mitte einer statistischen Reihe. Siehe auch Fußnote S. 165.

Metastase
Tochtergeschwulst eines Krebsherdes, entstanden aus losgelösten einzelnen Krebszellen, die über Blutgefäße andere Stellen des Körpers erreicht und sich dort angesiedelt haben.

MHC
Abkürzung von Major Histocompatibility Complex, deutsch: Haupt-Gewebeverträglichkeitskomplex, eine Eiweißgruppe auf allen Körperzellen, mit der sie sich dem Immunsystem gegenüber als körpereigen ausweisen

Mikrometer
ein tausendstel Millimeter

Molekül
Verbindung aus zwei oder mehreren Atomen

monoklonal
von genetisch gleichen Zellen, einem einzigen Zellklon, gebildet und daher baugleich

Mutation
Veränderung, in der Biologie meist Veränderung des Erbguts

Nanometer
ein millionstel Millimeter oder ein tausendstel Mikrometer

Nanopartikel
winzige Teilchen von weniger als 100 Nanometer Größe und damit rund tausendmal kleiner, als ein menschliches Haar dick ist

Neo-Antigen
ein häufig durch Mutation neu gebildetes, körperfremdes Merkmal, das Krebszellen auf ihrer Hülle präsentieren und das die Immunabwehr auf den Plan ruft

Onkologe
Arzt, der sich auf die Behandlung von Krebskranken spezialisiert hat

onkolytische Viren
Krebs-auflösende Viren

Parasit
Oberbegriff für mehrzellige kleine Lebewesen wie Würmer oder Trichinen, die in meist größeren Lebewesen schmarotzen

Peptide
kurze Eiweißmoleküle aus bis zu etwa 100 Aminosäuren

Phasen klinischer Studien
Klinische Studien sind in mehrere Phasen unterteilt. In Studien der Phase I wird die Verträglichkeit und Sicherheit einer Behandlung an gesunden Freiwilligen überprüft. In Phase II ermittelt man die Wirksamkeit bei Patienten und die geeignete Dosis. Ziel von Phase III ist der Nachweis einer deutlich erkennbaren Wirksamkeit. Er ist Voraussetzung für die Marktzulassung. In Phase IV werden Erfahrungen ausgewertet und Verbesserungen angeregt.

Plasmazellen
Zellen, die aus B-Zellen hervorgegangen sind und Antikörper produzieren

Pilze
Pilzarten, die den menschlichen Körper besiedeln, sind vor allem Hefepilze wie Candida-Arten oder der Pilzfäden-bildende Aspergillus fumigatus. Gefährlich können sie werden, wenn

das Immunsystem geschwächt ist. Dann vermehren sie sich übermäßig und schädigen Haut und innere Organe.

Plattenepithel
Hautschicht auf äußeren oder inneren Oberflächen, die sich durch eine oberste Schicht aus flachen, miteinander stabil verbundenen Zellen auszeichnet.

Pluripotente Stammzellen
Zellen mit geringer Teilungsrate, aus denen sich je nach Umgebung und ihren Einflüssen alle Sorten von Zellen entwickeln können. Ein vollständiger Organismus kann jedoch aus ihnen nicht entstehen.

Proteine
Eiweiße, Riesenmoleküle aus Aminosäure-Bausteinen (weitere Erklärungen S. 21-22)

Rezeptor (lat. Empfänger)
in der Zellbiologie Zuckereiweiß auf der Hülle von Zellen, das bestimmte chemische Strukturen erkennt und dadurch ein Signal empfängt und weiterleitet

RNA (kurz für Ribonukleinsäure)
wie DNA ein fadenförmiges Molekül aus vier verschiedenen Bausteinen, das ebenfalls Träger genetischer Information ist. Es ist aber kürzer als die DNA, meist einsträngig und erledigt in der Zelle unterschiedliche Aufgaben z. B. auch als Katalysatoren. Viele Viren wie das Coronavirus besitzen ein Erbgut aus RNA (RNA-Viren).

Rote Blutkörperchen
Blutzellen, die alle Gewebe mit Sauerstoff versorgen bzw. Kohlendioxid abführen

Stammzellen
wenig spezialisierte Zellen, aus denen je nach Umfeld Körperzellen eines bestimmten Gewebes hervorgehen können

Stammzelltransplantation
Übertragung von Stammzellen, hier von Blutstammzellen eines gesunden Spenders. Dem Empfänger wurden zuvor die eigenen, entarteten Blutstammzellen – üblicherweise durch Chemotherapie – abgetötet.

Thymus
ein kleines zweilappiges Organ, das hinter dem Brustbein zwischen den beiden Lungenflügeln liegt und im Alter kleiner wird

Thrombozyten
siehe Blutplättchen

Überlebensrate
Wahrscheinlichkeit, einen definierten Zeitraum ab Diagnosestellung bzw. ab einem therapeutischen Eingriff zu überleben

Viren
biologische Teilchen aus Erbgut und Eiweißhülle. Viren werden nicht zu den Lebewesen gezählt, da ihnen wesentliche Eigenschaften fehlen. Zu ihrer Vermehrung sind sie auf lebende Zellen angewiesen. Sie befallen die Wirtszellen und programmieren sie zur Herstellung von neuen Viren um. Die Wirtszelle geht dabei zugrunde.

Weiße Blutkörperchen
auch Immunzellen genannte einzelne Zellen, die sich im Blut, in der Lymphe und in Geweben frei bewegen können. Ihre Aufgabe ist es, Krankheitskeime und Fremdstoffe im Körper abzuwehren und zu beseitigen.

Zytokine
lösliche Eiweiße, die von Zellen gebildet werden und als Botenstoff auf andere Zellen einwirken. Sie können Wachstum, Reifung und Vermehrung von Zellen einleiten oder regulieren, aber auch Zellen angreifen und zerstören.

Literaturverzeichnis

[1] *Latest global cancer data: Cancer burden rises to 18.1 million new cases and 9.6 million cancer deaths in 2018*, Pressemitteilung der Internationalen Agentur für Krebsforschung vom 12. September 2018
https://www.iarc.fr/wp-content/uploads/2018/09/pr263_E.pdf

[2] A. Fricke, *Gemeinsam erfolgreicher gegen Lungenkrebs*, Ärzte Zeitung online, 08.07.2019

[3] *Laserlicht spürt Tumore auf: Leibniz-IPHT präsentiert Schnellverfahren für Krebs-Diagnose*, Pressemitteilung des Leibniz-IPHT vom 22.6.2019

[4] S. Zorn, *Meilensteine im Kampf gegen den Krebs*, Medizinische Hochschule Hannover, Pressemitteilung vom 07.02.2017

[5] A.Varki et al., *Evolution of human-chimpanzee differences in malaria susceptibility: Relationship to human genetic loss of N-glycolylneuraminic acid*, PNAS 102 (36), 2005, S. 12819-12824, doi:10.1073/pnas.0503819102

[6] *Immunsystem: T-Zellen sind auf Schnelligkeit ausgerichtet*, Pressemitteilung der Technischen Universität Wien vom 18.07.2010

[7] http://www.embryology.ch/allemand/qblood/erlangung03.html

[8] M. Egeblad, K.E. de Visser, *Sticking together helps cancer to spread*, Nature 566 (2019), S. 553–557

[9] A. Brand et al., *LDHA-Associated Lactic Acid Production Blunts Tumor Immunosurveillance by T and NK Cells*, Cell Metabolism 24 (5), 8. Nov. 2016, S. 657-671
`http://dx.doi.org/10.1016/j.cmet.2016.08.011`

[10] P. Ehrlich, *Über den jetzigen Stand der Karzinomforschung*, Ned Tijdschr Geneeskd 5 (1909), S. 273–290

[11] M. Burnet, *Cancer, a biological approach*, British Medical Journal 1, Nr. 5022, 6. April 1957, S. 779–786.

[12] `https://www.krebs.de/immunonkologie/geschichte`

[13] *Markt vervierfacht sich*, Ärztezeitung online, 20.12.2016

[14] *Wir setzen auf neuartige Immun-Checkpoints*, Bayer research, 28. Juli 2015, S. 17
`https://www.research.bayer.de/de/research-28.pdfx`

[15] `www.krebsinformationsdienst.de/behandlung/impfen-gegen-krebs.php`

[16] St.A. Rosenberg et al., *Adoptive Cell Therapy for the Treatment of Patients with Metastatic Melanoma*, Curr Opin Immunol. 21(2), 2009, S. 233-240, doi: 10.1016/j.coi.2009.03.002

[17] Ch.S. Hinrichs et al., *Complete Regression of Metastatic Cervical Cancer after Treatment with Human Papillomavirus-Targeted Tumor-Infiltrating T Cells*, Journal of Clinical Oncology 33 (2015) S. 1543-1550, doi: 10.1200/JCO.2014.58.9093

[18] M. Philip et al., *Chromatin States Define Tumour-specific T Cell Dysfunction and Reprogramming*, Nature 545, (25 May 2017) S. 452–456, doi: 10.1038/nature22367

[19] E. Strønen et al., *Targeting of Cancer Neoantigens with Donor-derived T Cell Receptor Repertoires*, Science 352 (6291) 10. Juni 2016, S. 1337-1341, doi: 10/1126/science.aaf2288

[20] St.A. Rosenberg et al, *Cancer Regression in Patients after Transfer of Genetically Engineered Lymphocytes*, Science 314 (5796), 2006, S.126–129

[21] *Wir machen das Immunsystem scharf gegen den Krebs*, Pressemitteilung des Universitätsklinikums Regensburg (UKR) vom 27.03.2018

[22] *Akute myeloische Leukämie, Erfolg mit schonender Vorbehandlung der Stammzelltransplantation*, Ärzte Zeitung online, 20.03.2018

[23] M. Bassani-Sternberg, et al., *Direct Identification of Clinically Relevant Neoepitopes Presented on Native Human Melanoma Tissue by Mass Spectrometry*, Nat Commun 7, Nov 2016, Artikelnr. 13404, doi: 10.1038/ncomms13404

[24] *Böser Bruder des Genom-Wächters fördert Darmkrebs – und kann gestoppt werden*, Pressemitteilung der Universitätsmedizin Göttingen der Georg-August-Universität vom 4.3.2019

[25] A.Kunert et al., *TCR-Engineered T Cells Meet New Challenges to Treat Solid Tumors: Choice of Antigen, T Cell Fitness, and Sensitization of Tumor Milieu*, Front. Immunol. 4:363, 08 Nov. 2013
https://doi.org/10.3389/fimmu.2013.00363

[26] CH. June et al. *Engeneered CAR T Cells targeting the Cancer-Associated Tn-Glycoform of the Membrane Mucin MUC1 Control Adenocarcinoma*, Immunity 44(6), 2016, S. 1444-54, doi: 10.1016/j.immuni.2016.05.014

[27] TT. Spear, K. Nagato, MI. Nishimura, *Strategies to Genetically Engineer T Cells for Cancer Immunotherapy*, Immunol Immunother 65(6), 2016, S. 631-49, doi: 10.1007/s00262-016-1842-5

[28] *T-Zelltherapie bringt Fortschritte im Kampf gegen Krebs und Informationskrankheiten*, Pressemitteilung der Technischen Universität München vom 15.2.2016

[29] *„Der Anzug muss sitzen" – NCT/UCC Dresden entwickelt individualisierte Krebstherapien*, Pressemitteilung des Universitätsklinikum Carl Gustav Carus Dresden vom 31.01.2019

[30] DLBCL: Duale CD19/CD22-CAR-T-Zellen plus Checkpoint-Inhibitor hochwirksam und gut verträglich, Ärzteblatt online, 29.September 2020

[31] `https://www.pharmazeutische-zeitung.de/eu-zulassung-fuer-vierte-car-t-zelltherapie-127685/`

[32] `https://www.lls.org/treatment/types-of-treatment/immunotherapy/chimeric-antigen-receptor-car-t-cell-therapy`

[33] D. Busch, *Advanced Clinical Cell Processing Technologies for Adoptive T Cell Therapy*, (2016) `https://aaas.confex.com/aaas/2016/webprogram/Paper16829.html`

[34] Pressemitteilung des Nationalen Centrums für Tumorerkrankungen Dresden (NCT/UCC) vom 9.6.2020

[35] Designed protein logic to target cells with precise combinations of surface antigens, Marc J. Lajoie, Science, 25. Sep 2020, Vol 369, Issue 6511, S. 1637-1643, DOI: 10.1126/science.aba6527

[36] M. Martinez, E.K. Moon, *CAR T Cells for Solid Tumors: New Strategies for Finding, Infiltrating, and Surviving in the Tumor Microenvironment*, Front. Immunol., 05 February 2019 `https://doi.org/10.3389/fimmu.2019.00128`

[37] Mit modifizierten Killerzellen die Krebsabwehr stärken: Forscher suchen neuen Ansatz gegen resistente Kopf-Hals-Tumore, Pressemitteilung der Medizinischen Hochschule Hannover vom 1.12.2020

[38] Bayer und Northpond Ventures führen Serie-A-Finanzierung für Triumvira Immunologics in Höhe von 55 Millionen US-Dollar an, Pressemitteilung der Bayer AG vom 27. August 2020, `https://triumvira.com/technology-science/tac-car-t-tcr-differences/`

[39] S. Yu et al., *Chimeric Antigen Receptor T Cells: a Novel Therapy for Solid Tumors*, Journal of Hematology & Oncology 10:78, 2017, doi: 10.1186/s13045-017-0444-9

[40] Screeningtest auf 50 Krebsarten besteht weiteren Test, Ärzteblatt vom 3.8.2021

[41] J. Eyquem et al., *Targeting a CAR to the TRAC Locus with CRISPR/Cas9 Enhances Tumour Rejection*, Nature 543(7643), 2017, S. 113-117, doi: 10.1038/nature21405

[42] A. Pfeiffer, F.B. Thalheimer, *In Vivo Generation of Human CD19-CAR T Cells Results in B-cell Depletion and Signs of Cytokine Release Syndrome*, EMBO Molecular Medicine 10 (2018), e9158, doi: 10.15252/emmm.201809158

[43] A.K. Tsaia, E. Davila, *Producer T Cells: Using Genetically Engineered T Cells as Vehicles to Generate and Deliver Therapeutics to Tumors*, Oncoimmunology Vol. 5, Nr. 5, 2016, e1122158

[44] `http://carat-horizon2020.eu/benefits/`

[45] K. Perica, J.C. Varela, M. Oelke, J. Schneck, *Adoptive T Cell Immunotherapy for Cancer*, Rambam Maimonides Med J. 6(1) (2015) e0004, doi: 10.5041/RMMJ.10179

[46] M. Scudellari,*Attack of The Killer Clones*, Nature Outlook: Cancer Immunotherapy, 21.12.2017, doi: 10.1038/d41586-017-08701-8

[47] *Tarnkappen der Tumorzellen*, Pressemitteilung der Deutschen Gesellschaft für Pathologie e. V. vom 25.04.2017

[48] T.T. Puck et al., Journal of Experimental Medicine 108, 945–953 (1958), zitiert aus *Biopharmazeutika – Hightech im Dienst des Patienten*, Broschüre des vfa, 2010 `https://www.vfa.de/download/broschuere-biopharmazeutika.pdf`

[49] `https://www.gesundheitsinformation.de/ipilimumab-yervoy-bei-schwarzem-hautkrebs.2349.de.html`

[50] M. Maio et al., *Five-year Survival Rates for Treatment-naive Patients with Advanced Melanoma who Received Ipilimumab plus Dacarbazine in a Phase III Trial*, J. Clin. Oncol. 33(10) 1. Apr 2015, S. 1191-96, doi:10.1200/JCO.2014.56.6018.

[51] *European Commission approves Roche's Tecentriq in combination with Abraxane for people with PD-L1-positive, metastatic triple-negative breast cancer*, Medienmitteilung der F. Hoffmann-La Roche Ltd. vom 29.08.2019

[52] `https://www.research.bayer.de/de/immuntherapien-gegen-krebs.aspx`

[53] *Neue Therapiemöglichkeiten für das maligne Melanom – Modell für systemische Krebstherapien*, Pressemeldung der Deutschen Dermatologischen Gesellschaft e. V. vom 26.4. 2017

[54] *Immuntherapie wird sich etablieren*, Bayer research, 28 Juli 2015, Seite 13

[55] Wie künstliche Intelligenz die Diagnostik von Karzinomen in Brust und Magen revolutioniert, Pressemitteilung des Universitätsklinikums Carl Gustav Carus Dresden vom 14.07.2021

[56] *Fortschritte in der Krebstherapie* https://www.roche.de/medien/stories/fortschritt-in-der-krebstherapie.html

[57] *Krebsmedikamente im Körper sicher an das Ziel bringen*, Pressemitteilung des Leibniz-Forschungsinstituts für Molekulare Pharmakologie vom 08.08.2019

[58] N. Gökbuget et al., *Blinatumomab for Minimal Residual Disease in Adults with B-precursor Acute Lymphoblastic Leukemia*, Blood 2018 Jan 22. pii: blood-2017-08-798322, doi: 10.1182/blood-2017-08-798322

[59] T. Speck et al., *Targeted BiTE Expression by an Oncolytic Vector Augments Therapeutic Efficacy Against Solid Tumors*, Clin Cancer Res., 2018, doi: 10.1158/1078-0432.CCR-17-2651

[60] C.R. Stadler et al., *Elimination of Large Tumors in Mice by mRNA-encoded Bispecific Antibodies*, Nature Medicine 23(7), 2017, S. 815–817, doi: 10.1038/nm.4356

[61] C.J. Wu et al., *An Immunogenic Personal Neoantigen Vaccine for Patients with Melanoma*, Nature 547, 13. Juli 2017, S. 217–221, doi: 10.1038/nature22991

[62] https://www.krebsgesellschaft.de/onko-internetportal/basis-informationen-krebs/basis-informationen-krebs-allgemeine-informationen/impfung-gegen-krebs.html

[63] https://www.dkfz.de/de/presse/veroeffentlichungen/einblick/einblick-archiv/2018_02/6_Impfung.html?m=1533552583

[64] https://www.medigene.de/technologien/plattformen/dc-vakzine/

[65] *Verbesserte Überlebenschancen bei schwarzem Hautkrebs*, Pressemitteilung der Friedrich-Alexander-Universität Erlangen-Nürnberg (FAU) vom 27.4.2017

[66] U. Sahin et al., *Personalized RNA Mutanome Vaccines Mobilize Poly-specific Therapeutic Immunity against Cancer*, Nature 547, 13 July 2017, S. 222–226
http://dx.doi.org/10.1038/nature23003(2017)

[67] J. Beil, U. Lauer, *Onkolytische Virotherapie solider Tumoren*, Onkologie heute, 1/2018, S.10–17

[68] https://www.imlygichcp.com/mechanism-of-action/

[69] R.H. Andtbacka et al., *Talimogene Laherparepvec Improves Durable response Rate in Patients with Advanced Melanoma*, J. Clin. Oncol. 33(25) 2015, S. 2780-88,
doi: 10.1200/JCO.2014.58.3377

[70] https://doi.org/10.1038/s41591-021-01510-7

[71] *Winzige Viren – wirksame Waffe?* Pressemitteilung der Deutschen Krebshilfe vom 26.04.2018

[72] U.M. Lauer et al., *Phase I Study of Oncolytic Vaccinia Virus GL-ONC1 in Patients with Peritoneal Carcinomatosis*, Clin Cancer Res; 24(18), 15. Sept. 2018, doi: 10.1158/1078-0432.CCR-18-0244

[73] *Zerstörer-Viren sollen bösartigen Hirntumor stoppen*, Pressemeldung der gemeinnützigen Hertie-Stiftung vom 08.06.2018

[74] *Masernviren gegen Krebs*, Pressemitteilung des Universitätsklinikums Heidelberg vom 25.10.2018

[75] C. Hontscha et al., *Clinical Trials on CIK Cells: First Report of the International Registry on CIK Cells (IRCC)*, J. Cancer Res. Clin. Oncol. 137, 2011, S. 305–310, doi: 10.1007/s00432-010-0887-7

[76] B. Yang et al., *Repeated Transfusions of Autologous Cytokine-induced Killer Cells for Treatment of Haematological Malignancies in Elderly Patients: A Pilot Clinical Trial*, Hematol. Oncol. 30, 2012, S.115–122, doi: 10.1002/hon.1012

[77] `https://www.pei.de/DE/arzneimittel/atmp-arzneimittel-fuer-neuartige-therapien/atmp-arzneimittel-fuer-neuartige-therapien-node.html`

[78] *Geld-zurück-Garantie für CAR-T-Zell-Therapie*, Ärzte Zeitung online vom 06.03.2019

Abbildungsverzeichnis

Abb. 1.1 (S. 8) *Kampf zwischen zwei Gewalthaufen*, Ausschnitt aus einem anonymen Holzschnitt der Schlacht bei Dornach 1499 https://commons.wikimedia.org/wiki/File:Schlacht_bei_Dorneck.jpg

Abb. 2.1 (S. 14) *Krebs*, Foto von Marc Pascual https://pixabay.com/de/photos/krabbe-mediterranean-krebs-pinzette-1282836/

Abb. 3.1 (S. 16) *Größenordnungen im Reich der Zellen*

Abb. 3.2 (S. 17) *Mundschleimhautzellen unter dem Lichtmikroskop*

Abb. 3.3 (S. 22) *Das Enzym Triosephosphat-Isomerase (TIM)*, Bändermodell seiner 3D-Struktur, handgezeichnet und koloriert von Jane Richardson 1981 https://commons.wikimedia.org/wiki/File:TriosePhosphateIsomerase_Ribbon_pastel_photo_mat_edit.jpg

Abb. 3.4 (S. 23) *Informationsfluss vom Gen zum Eiweiß*

Abb. 3.5 (S. 27) *Aufbau der Membran menschlicher Zellen*

Abb. 3.6 (S. 28) *Kommunikation zwischen Zellen*

Abb. 3.7 (S. 30) *Zelloberfläche mit verzuckerten Eiweißen*

Abb. 4.1 (S. 35) *Feindmarkierung durch Immun-Eiweiße*

Abb. 4.2 (S. 36) *Granulozyt*, Neutrophile segmented Granulocyte, User CS99 at German Wikipedia, `https://commons.wikimedia.org/wiki/File:PBNeutrophil.jpg`

Abb. 4.3 (S. 38) *Makrophage einer Maus*
A bac1.2f5 macrophage with arms! yay! (trypan blue exclusion, DIC), User: magnaram
`https://www.flickr.com/photos/42299655@N00/4509223/`

Abb. 4.4 (S. 39) *Dendritische Zelle mit ihren zahlreichen Fortsätzen*, Autoren: J. Behnsen et al., 2.2.2007
`http://pathogens.plosjournals.org/perlserv/?request=get-document\&doi=10.1371/journal.ppat.0030013`

Abb. 4.5 (S. 43) *Biologisches Prinzip des Erkennens*

Abb. 4.6 (S. 45) *Plasmazelle produziert Antikörper*

Abb. 4.7 (S. 46) *Y-förmiger natürlicher Antikörper*

Abb. 4.8 (S. 49) *Rasterelektronenmikroskopische Aufnahme von T-Zellen*, Quelle: Andrea Hellwig (Universität Heidelberg, Arbeitsgruppe Prof. Dr. Hilmar Bading, Neurobiologie); Material von Dr. Martin Schiller (Universitätsklinikum Heidelberg, Innere Medizin V, Rheumatologie)

Abb. 4.9 (S. 52) *T-Zell-Prüfung an einer Thymuszelle*

Abb. 4.10 (S. 53) *T-Zell-Prüfung an einer dendritischen Zelle*

Abb. 4.11 (S. 55) *Dendritische Zelle verarbeitet Fremdstoff und prä-*

sentiert Antigene auf MHC-Teller

Abb. 4.12 (S. 56) *Aktivierung der T-Zelle*

Abb. 4.13 (S. 58) *T-Zelle erkennt Antigen auf Körperzelle*

Abb. 4.14 (S. 60) *Natürliche Killerzellen überprüfen Zellen auf MHC*

Abb. 5.1 (S. 71) *Zeitlicher Ablauf der Behandlung und Wirkungsdauer von Krebstherapien*

Abb. 5.2 (S. 73) *Adoptive T-Zell-Therapie*

Abb. 6.1 (S. 79) *Übertragung zusätzlicher Rezeptoren*

Abb. 6.2 (S. 80) *Behandlung mit T-Zellen mit zusätzlichen Rezeptoren*

Abb. 6.3 (S. 84) *Mutation im Erbgut äußert sich in Neo-Antigenen, die von T-Zellen als fremd erkannt werden.*

Abb. 6.4 (S. 85) *Aufbau eines CAR-T-Zell-Rezeptors*

Abb. 6.5 (S. 86) *CAR-T-Zelle mit beliebigen T-Zell-Rezeptoren erkennt mit einem CAR die Krebszelle an ihrem Krebs-Antigen*

Abb. 6.6 (S. 88) *Anders als ein T-Zell-Rezeptor erkennt ein CAR ein Antigen, auch wenn es nicht auf einem MHC-Teller vorgezeigt wird.*

Abb. 6.7 (S. 92) *CAR-T-Zelle greift Blutkrebszelle über CD19 an*

Abb. 6.8 (S. 102) *TAC-T-Zelle dockt an Krebszelle an*

Abb. 7.1 (S. 113) *Regulatorische T-Zelle dämpft Aggressivität einer zelltötenden T-Zelle*

Abb. 7.2 (S. 114) *Hemmung der Kontrollpunkte PD-1 bzw. PD-L1 durch Antikörper*

Abb. 7.3 (S. 116) *Kontrollpunkthemmung durch Ipilimumab*

Abb. 7.4 (S. 120) *Herstellung monoklonaler Antikörper mithilfe von Hybridoma-Zellen*

Abb. 7.5 (S. 122) *Die Entwicklung hin zu menschlichen Antikörpern*

Abb. 7.6 (S. 123) *CHO-Zellen in Zellkultur, gesehen durch ein Phasen-Kontrast-Mikroskop*, `https://commons.wikimedia.org/wiki/File:Cho_cells_adherend2.jpg`

Abb. 7.7 (S. 125) *Gentechnische Herstellung monoklonaler Antikörper*

Abb. 8.1 (S. 136) *Verschiedene Generationen bispezifischer Antikörper*

Abb. 8.2 (S. 138) *Wirkmechanismus eines BiTEs gegen Blutkrebs*

Abb. 8.3 (S. 141) *Nanokörper leiten sich wie BiTEs von natürlichen Antikörpern ab.*

Abb. 9.1 (S. 149) *Herstellung eines Impfstoffs aus dendritischen Zellen*

Abb. 9.2 (S. 150) *Herstellung eines Impfstoffs aus dendritischen Zellen unter Verwendung von Boten-RNA des Tumors*

Abb. 9.3 (S. 158) *Elektronenmikroskopische Aufnahme eines Humanen Papilloma-Virus*, Pathology: EM: Papilloma Virus (HPV) Electron micrograph of a negatively stained human papilloma virus (HBV) which occurs in human warts.

`https://de.wikipedia.org/wiki/Humane_Papillomviren#/media/Datei:Papilloma_Virus_(HPV)_EM.jpg`
Author: Unknown photographer/artist, Source: Laboratory of Tumor Virus Biology - NIH-Visuals Online# AV-8610-3067

Abb. 9.4 (S. 163) *Wirkung onkolytischer Viren*

Abb. 9.5 (S. 169) *Festung Krebs*

Abb. 9.6 (S. 172) *Wirkmechanismus der ZIK-Zellen*